JN271277

職場のメンタルヘルス相談室

心のケアをささえる実践的Q&A

菅佐和子・相澤直樹・播磨俊子・北田雅・住田竹男［著］

新曜社

まえがき

子どもにとっての学校、大人にとっての職場は、日々の生活のなかでの「舞台」に相当するのではないでしょうか。皆が上がっていく「舞台」に自分だけが上がれないのは苦痛なことです。しかし、ひとたび「舞台」に上がれば、そこにはさまざまなストレス源が存在しています。それでも、人は、簡単に「舞台」を降りることはできません。

ごく近い昔、わが国が未曽有の好景気に沸いていたころ、仕事はどこにでもありました。「仕事に縛られたくない」という悩みこそあれ、就きたくても仕事がないという状況がこれほど深刻化するとは、いったい誰が予想していたでしょうか。

当時は、定年まで一つの職場に縛られるのは、ずいぶん忍耐力のいることに思えました。できれば途中で自由な大空に羽ばたきたいと、多くの人々が夢見たものです。

しかしひとたび、思いもよらず、簡単に職を追われるような時代が到来すると、かつての定年までの保障がなんとありがたいものであったかと、あらためて痛感せざるをえません。保障があるのに自分の意思でそこから去ることと、保障がなくて自分の意思に反して職場を追われることでは、天と地ほどの違いがあるといえましょう。

そうはいっても、さいわい職場に居続けられたとしても、そこにも実に多くのストレスが存在しています。そのなかで大きなウェイトを占めるもののひとつが、「職場の人間関係」「自分の性格」といった、メンタルな要因ではないでしょうか。

いったん職を離れると、すぐに次の職が見つかる時代ではないので、ひとは、ストレスの多い職場からも簡単には去ることができません。たしかに「職に就けないことを思えば、少々の職場ストレスに耐えることぐらい苦労のうちには入らない」と言われれば、まったくそのとおりです。しかし、毎日の職場ストレスの積み重ねによって心身に不調をきたし、最悪の場合、過労死や自殺に追い込まれる人々が後を絶たないことも、決して見過ごされてよいわけはないと考えられます。

多種多様な職場ストレスに押しつぶされることなく、仕事を続けていくためには、どのような知恵と工夫が必要なのでしょうか。もし、自分一人で切り抜けることがむずかしいときには、どのような支援を取り付ければよいのでしょうか。

私たちは、心理カウンセラーや精神科医などの立場から、この職場のメンタルストレスの問題に取り組んできた実践家のグループです。それと同時に、私たち自身が、組織のなかで働く人間でもあります。多くの働く仲間たちのために、そして自分自身のために、職場という組織のなかでのメンタルストレスの分析と対処の方法を考えてみたいと、精いっぱい知恵を寄せ合って編みあげたのが、本書なのです。

それでは、本書の構成を説明させていただきます。

本書の前半は、自分自身、上司、部下、同僚など、八つの分野ごとに、職場で実によくある悩み（事例）を、「相談（クェスチョン）」の形で提示しています。これらの「相談」は、全国津々浦々に存在する筆者らの同業者や知人たちから、完全匿名を条件に寄せられたものに基づいています。

それらを生のままで提示することは、もちろん、許されることではありません。そのため、普遍性・共通性の高いものを集約し、骨子だけを残して加工を施し「模擬相談群」を作り上げました。いずれの「相談」も、絵空事ではなく、現実に根ざしたものばかりであると自負しています。そのため、読者諸賢の周囲の事例とよく似たものが存在するかもしれません。そのような場合は、言うまでもなく、偶然の一致に過ぎないことをここに明記しておきたいと存じます。

そして、そのような「相談」に対して、私たちがどのように考え、どのように対処するかを「アドバイス」として提示しています。これらの「アドバイス」は、単なる建前論や理想論ではなく、どこまでも現実的、実際的であることを旨とし、その奥に、人間性の本質に触れる視点を忘れないよう配慮いたしました。どうか、ご自身が興味を惹かれるところからお目通しいただければ幸いと存じます。

本書の後半は、各著者が、現在、最も関心を抱いているテーマについて記述した三つの関連論考（「若手労働者の心」「人格障害・発達障害」「職場のなかのモラルハラスメント」）と、本書の理論的支柱ともいうべき総括提題「メンタルヘルス不調者激増の社会的背景とその対策」から成り立っています。この総括提題は、ミクロな個別事例の背後に存在する、マクロな政治・経済・文化の危機に関する分析として熟読していただきたいと願っています。

そして最後に、ここにとりあげたような職場の諸問題に、法律はどのように関与しているのか、いたずらに泣き寝入りをしないために、一人ひとりが備えておきたい法知識について、わかりやすい例を示しています。ただし、本書の著者のなかに法律の専門家はおりませんので、詳細については、ぜひ、法律の専門家にご相談いただきたいと思います。日ごろは難解で敬遠しがちな法知識への視野を拓くことは、社会人にとって必要不可欠なことです。本書が、そのきっかけになれば、幸いです。

どうぞ本書を、職場のメンタルヘルスの維持・増進のためにご活用ください。そして、率直なご意見・ご感想をお聞かせください。

KOK 産業メンタルヘルス研究会

目　次

Type 5

理系おりこうさんの 落とし穴…

―― どうして そんな風に 固まってしまうの？ ――

Type 6

いかんともしがたい 心の事情…

―― ということは このままずっと？ ――

Type 7

今日もまた 厄介ごとが待っている…

―― ここが 辛抱のしどころ？ ――

Type 8

人間関係の渦 葛藤のさざ波…

―― 学校という小舟に 舵はきかず？ ――

総　論

装丁　上野かおる

職場のメンタルヘルス相談室

―― 心のケアをささえる実践的 Q&A ――

Type 1

よく出来る人 のようだけれど…

—— どこか もの足りないところが？ ——

一歩ふみこんで 見つめてみる

Introduction 1

その昔は、学歴や学業成績と社会での「成功」は必ずしも一致しないというのが通念となっていました。勉強など出来なくても「甲斐性」があれば金持ちになり、優等生でも世渡りが下手では清貧に甘んじるしかない、という例があちこちで見られたものです。それがある時期から、収入の多い仕事に就くためには、必要条件として学歴や大学ブランドが要求されるようになりました。職業選択の幅を広げるために、皆が、「同じバスに乗りおくれまい」と、一本道での競争をせざるを得なくなったのです。

しかしそれでも、学歴や大学ブランドは、社会で「成功」するための必要条件であったとしても、それだけで十分なわけではありません。社会に出てしまうと、やはり、人間としての「甲斐性」のあるなしが、大きなポイントとなってくるのは、明らかであるといえましょう。ためしに「甲斐性」という言葉をインターネットの辞書で調べてみると“物事をやり遂げようとする気力、根性。働きがあって頼もしい気性。多くの場合、経済的な生活能力をいう”といった定義がなされていました。よい意味での「甲斐性」とは、“人間力”と呼び替えてもよいのかもしれません。

子どもを育てる際には、ペーパーテストでよい成績をとる学力と並んで、このような“人間力”を育てておくことが望まれます。こんなことは、頭では誰でもわかっていることです。ところが実際には、試験でまず重視されるのはペーパーテストの成績です（学業以外の、スポーツの能力や特技が評価されることもありますが、それはそれで、もって生まれた才能を土台としてきびしい修練に耐えてこそであり、さらに「狭き門」であるともいえましょう)。ごくふつうの子どもに競争力をつけるには、とりあえずペーパーテストの成績を上げるしか道がない、と思うのが、ふつうの親心ではないでしょうか。

“人間力”を育てるには、子どもの年齢に応じた、小さな「冒険」や「寄り道」や「わき見」を許さなければなりません。しかしそれは、ペーパーテストの成績を上げるための生活とは両立しにくいようです。現実には、ペーパーテストの成績を上げるだけで精一杯なのに、それ以外のことにまで手が回らないのも無理からぬことかもしれません。

子どもの側からみれば、ペーパーテストで良い成績を修めるために、ほかの楽しみをあきらめて走り続けてきたのに、ゴールに入ったとたん、「お花畑」に永住できるどころか別種の試練に直面させられるようなものではないでしょうか。これでは、ワリがあいません。

それでも、このように教育熱心な環境で育つことは、教育どころではない過酷な環境で育つことに比べれば、はるかに恵まれているという声も、当然、聞かれます。たしかに、貧困や暴力や疫病に比べれば、心理的な苦痛など些細なことかもしれません。しかし、破壊的・破滅的な事件が心理的ストレスによって引き起こされることが珍しくないのも事実です。相対的には小さなストレスであっても、常にわが身にのしかかるそれは、いつかは耐え難いものになりかねません。

私たちは常に、マクロな視点とミクロな視点を組み合わせ、重層的な目配りを怠らずに、それぞれの苦しみに真摯に寄り添い、支援の道を探っていくしかないと思われます。

*Q*uestion 1-*a*

遅刻・欠勤の多い新入社員について

Aさん（23歳・女性）は、有名女子高から現役で国立大学へ進学し、卒業後は流通業界のわが社に就職しました。教育熱心な両親の敷いた路線を順調に歩んできたようで、まじめで完璧主義な優等生タイプです。もともと、コミュニケーションはあまり得意でなかったようですが、音楽サークルにも所属し、楽しく学生生活を送ったとのこと。

わが社では、将来の幹部候補生であっても、入社当初は三ヵ月ずつのローテーションで全国各地の営業所に配属し、接客を体験させるシステムとなっています。そこでは、地域ごとにお客さまの特徴も異なり、営業所ごとにルールや上司の指導も異なるので、マニュアルどおりにはいかないことも多いのです。これまで、マニュアルどおりペーパーテストをこなしてきたAさんにとっては、それが通用しない現場で戸惑うことが多かったようです。

そのうちAさんは次第に、自分の仕事がこなせず、能率が上がらないのに夜遅くまで残業する日が続き、朝起きることができず、遅刻や欠勤が目につくようになりました。そのため、心配した上司が相談室への来談を勧め、一度は来談しました。しかし、会社からの評価の低下や介入を恐れたのか、悩みを打ち明けて相談してくれず、継続来談には至りませんでした。このような社員に、カウンセラーとしてどう対応すればよいのでしょうか？

なお、両親からはこまめに連絡があるようで、その点では安心しています。

Advice 1-a

Aさんは、有名女子高から国立大学へ進学した、いわゆるペーパーテスト秀才の女性です。

わずか四、五十年前までは、女性にとっての“成功”は、学歴が高く収入の多いいわゆる「三高」の男性と結婚することでした。たとえ学業成績がよく、親に経済力があっても、「女の子に高学歴はいらない。むしろ嫁入りの邪魔になる」との社会通念が幅を利かしていました。そのため、進学する場合も、四年制大学ではなく、短期大学や専門学校が選ばれるのが一般的でした。その後二、三年、腰掛け的に会社勤めをし、「寿退社」をして専業主婦になるのが、「女の花道」とされていました（じつのところ、これは現在においても決して消えたわけではない「花道」といえますが……）。そのため、「本当に勉強がしたい、研究者になりたい、社会に出て活躍したい」と願う女性たちが、その夢をあきらめた例も数え切れないほどあったようです。

ところが、ある時期からは、たとえ「三高」の男性との結婚を目指すにしても、その前に、女性自身も高学歴とそれに見合う職業を手に入れることが望まれるようになりました。ひたすら「良妻賢母」を育てることをうたい文句にしていた私立女子高のなかにも、ブランド大学への進学を旗印とするところが多くなったのです。「高学歴」が、“女の幸せ”の邪魔ではなく、むしろそのための条件とされるようになったといえましょう。これは、大きな変化であると考えられます。皮肉な見方をすれば、かつて“娘の幸せ”のために学業を抑えつけた親が、今度は、同じ目的のために娘を受験競争に駆り立てるという構図が浮き彫りにされてきます。

Ａさんの両親も、そのような価値観のもとに、大切な娘を「進学率を誇る私立女子高から国立大学へ、そして、よい就職へ」と、しっかり路線を定め、その上を歩きつづけるように導いたのでしょう。これまでのところ、その夢はすべて実現してきたといえます。おそらく、夢の実現のために邪魔になること、無駄と思われることは、すべて切り捨てられ、Ａさん自身もそのことに特に不満を感じることなく、順調に歩んできたようです。おそらくＡさんは、親にとって「賢い、よい子」でありつづけ、激しい反抗期もなく、親子のあいだの心理的な“親離れ—子離れ”という発達課題は棚上げにされてきたのかもしれません。

ただしＡさんは、コミュニケーションが得意でないといっても、均質集団である学園生活において困難を生じるほどではなく、決められたルールの下で、与えられた課題をきっちりこなすことには能力の高い人であると思われます。

もし、Ａさんの仕事が、パソコンに向かって書類を作ることに専念すればよいようなものであれば、今回のような躓きは生じなかったかもしれません。ところが、店頭に立ってさまざまなお客さまの相手をするというのは、マニュアルどおりにはいかない仕事です。相手のニーズをくみ取ることが要求され、思いがけない質問、クレーム、ひやかし……、それらにソツなく対応しなければなりません。しかも、慣れる間もなく環境が変わり、その度に上司の指導も微妙に変わるのであれば、さまざまな人間関係を楽しむ力、柔軟に状況に対応する力、失敗しても落ち込まず気持を切り替える力、などがないとやっていけないでしょう。あるいは、それが「実社会に出る」ということかもしれません。

Ａさんのようなケースでは、本人が早々に「進路変更」を志すかもしれません。たとえば、大学院進学や他学部編入や海外留学によって学生に戻る道、高度な資格を目指して難関といわれる国家試験にチャレンジする道、結婚によって家庭に入る道……、このような進路変更によって、もっと本人の個性に合う生き方が見つかる場合もあるでしょう。しかし、目先の壁を回避しただけであれば、いずれ、別の場で同じような壁にぶつかることがないとはいえません。回避を重ねて、結局、自分にも社会にも絶望して「ひきこもり」になってしまうケースも多いのではないでしょうか。

もし、本人がこの会社でもう少し頑張ってみようと望むなら、どのような支援策が考えられるでしょうか？　まず、Ａさんのこれまでの配置先のなかで最も適応しやすかった場所を見つけ出し、一旦、そこへ戻す道が考えられます。そして、彼女が仕事に慣れ、自信を取り戻すまでは、異動させないようにするという配慮も望まれます。そのような方策は、ルールに外れた例外的な処置として、実行が難しいことは充分に予想されます。しかし、Ａさんのようなタイプの新入社員はこれからも珍しくないでしょうから、柔軟なシステムをつくっておくことは決して無駄ではないといえましょう。

念頭に置いておきたいのは、Ａさんのようにいわゆる「名門校の優等生」として成長してきた人は、プライドが高く、自分の「駄目な姿」を人に見られるのを恐れる、また、自分から人に頼ったり甘えたりするのが苦手なことが多い、ということです。ですから、支援をする場合もそれを念頭に置き、頼まれるのを待つのではなく、タイミングを見計らって、あくまでも「目立たぬよう、さりげなく、淡々と」介入することが大切ではないかと思います。

また、日々のきめ細かい配慮としては、接客の場面で彼女が困っている様子がみえたら、上司や先輩がさりげなく近づいてフォローできる態勢をつくっておく、閉店後の事務仕事に手間どっているようなら、持ち越した「宿題」が山積しないように、その日のうちに解決できるよう援助する、といった工夫が望まれます。「そのような援助が当り前のように与えられると思ったら、本人の成長につながらない」という危惧を感じられるのも当然かもしれません。しかし、当面のヤマを越えるためには、仕方のないことですので、とりあえずは、仕事の場からのドロップアウトを防いで時熟を待ちたいと思います。たいていの人は“時間と経験”によって成熟していくのではないでしょうか。

Question 1-b

寮を飛び出て家に帰って来てしまった息子について

長男のB（19歳）のことで相談させていただきます。息子は昨年、工業高校を卒業、あるメーカーの下請け会社に就職して、寮生活を始めました。親の贔屓目かもしれませんが、Bは、頭の回転が速く、まじめで、やさしい性格の子です。ただ、とても無口で、自分の気持を言葉にできないのが欠点ではあります。

さいわい、上司の方々や寮の先輩が面倒見のよい方ばかりで、一年目は順調でした。ところが二年目に、同じ寮に一歳年下のZさんが入ってきてからというもの、息子の様子がどうもおかしくなったのです。ZさんはBと正反対で、とても口が達者で、人の気持が読めないのでしょうか、思いきり無神経なことでも平気で口にするそうです。息子は、思いあまると自宅に電話してきて、長々とZさんに関する愚痴をこぼしておりました。

そのうち、Zさんの仕事上の失敗をBのせいだと誤解され、反論できないBが上司から厳しく叱責されるという事件が起こりました。それまで信頼していた上司なので、息子はひどくショックを受け、その夜のうちに寮を飛び出して自宅に戻ってしまいました。それ以来、会社からの電話にも出ようとしません（現在は、会社のご配慮で年休扱いになっています）。

じつは、Bの父親はアルコール症で、ふだんは優しいのに、酔うと妻子に暴力をふるうような人でした。多額の借金もこしらえました。それで、息子が14歳・娘が12歳のとき、悩みに悩んだ末に、母子三人で家から逃げ出して、ようやく離婚が成立したのです。息子のBはずっと私を気遣い、支えてくれてきました。そんなBが、こんなことで挫折してしまい、途方に暮れています。どうすれば、Bを立ち直らせることができますでしょうか？

Advice 1-b

Ｂさんは、ふだんは優しいのにお酒を飲むと人が変ってしまい、妻子に暴力をふるう父親のもとで育ちました。子どもにとって、豹変する父親の姿はどんなに恐ろしく、やりきれないものであったか、察するに余りがある思いがします。そんななかでＢさんは健気にも、母親を気遣い、支えてきたわけです。

ずっと親に保護され支配されて育ってきた子どもが、親への依存や従属を脱してひとりの個人となっていく過程で、“独立戦争”としての第二反抗期の存在は、本来、避けて通れるものではないと考えられます。どのように情愛深い良き親からも、子どもは心理的な「へその緒」を切って分離しなければならないのです。出産時の「へその緒」は、大人に切ってもらわなければなりませんが、心理的な「へその緒」は、身体的な成熟の時期である思春期に、子ども自身で断ち切るしかないわけです。

ところが、思春期の子どもは、無意識のうちに「母体」の側の許容力を推し量っているものです。もし、自分が「へその緒」を切るために暴れたら、「母体」が崩れてしまうかも知れないと感じると、子どもは、家庭内での“独立戦争”を自粛してしまうように感じます（その分、外で荒れる子もいるのですが）。親や家庭が、自分の反抗に耐えてしっかり生き残ってくれないと、元も子もなくなってしまいます。子どもは、自分を支える親や家庭が盤石であるとの安心感のもとで、“独立戦争”に打って出ることができるのではないでしょうか。特に男の子は、父親（ないしは父代理）をモデルとし、また、それに挑戦していくことで自立した男性へ向けて成長を遂げていく、また、いつまでも「子ども」として自分を抱えこもうとする母親（ないしは母代理）を心理的に蹴飛ばして親離れしていく、それが思春期の発達課題であるといえましょう。

Ｂさんは、父親をモデルにすることもできず、傷ついた母親を悲しませることもできず、自らの思春期の課題を封印せざるを得なかったのではないでしょうか。“独立戦争”を棚上げにしてきた若者は、同世代の切磋琢磨のなかでは影の薄い存在になりがちです。たとえ粗削りであっても、未熟であっても、その時点での「自分の本音」を表出できなければ、大人からは好意的に見られても、同年代の仲間のなかでは、圧倒され、容赦なくはじき出されてしまうような印象があります。家庭の問題に神経をすり減らしている子は、友人関係に熱中できないので、親友と呼べるような存在に巡り合えないことも多いようです。

社会に出ると、頭の回転が速くまじめで従順なＢさんは、上司や先輩からは「好ましい若者」として歓迎されたと思われます。Ｂさんにとって、職場や社員寮は、ようやく辿り着いた心地よい“居場所”であったのではないでしょうか。そして、上司や先輩は、父親からは得られなかった「良き男性像」のモデルになっていたと考えられます。

しかし、その“居場所”に、遠慮会釈なく自己表現をするＺさんが“侵入”してきたのです。ＢさんとＺさんは、ポジとネガのような正反対の存在です。おそらく人間関係の「空気を読む」とか「行間を読む」とかが苦手なＺさんにとって、何を考えているのかわからないように見えるＢさんは、はなはだ「付き合いにくい」相手に思えたことでしょう。その苛立ちから、Ｚさんは、Ｂさんの神経を逆なでするような言動に出てしまったのかもしれません。

そんなＺさんの言動に揺さぶられてＢさんが不安定な心理状態になっているところへ、まるで傷口に塩を塗るように、上司から思わぬ叱責を受けるという事件が起こります。これまで「良き父親」的な存在であった上司からの誤解による叱責は、Ｂさんにとっては、立っている地面が揺れるような体験であったと推察されます。ここで、言葉できちんと申し開きができれば、誤解は解けたかもしれません。それができないＢさんは、寮を飛び出して母親のもとへ逃げ帰ってしまいました。

Ｂさんに、とりあえず帰るべき場所があったことは、何はともあれ幸いなことでした。そうでなければ、彼はもっと自己破壊的な行動に走ったかもしれません。しばらくは、ゆっくりと休ませてあげてください。おいしい食事を共にして、彼のほうから話すことには、そのまま共感的な相槌をうちながら、耳を傾けてあげてください。批判や説得や過剰な同情はしないほうがよいでしょう。

ただ、ここで、お母さまが同じように落ち込んだり悩んだりしてしまっては、彼は前に進めなくなってしまいます。胸中お察しいたしますが、ここは、どんと構えて、明るい笑顔を見せてあげてください。心の“基地”としてのお母さまが安定していると、彼も安心して、落ち着きを取り戻すはずです。

そして大切なことは、「濡れ衣を着せられたまま、泣き寝いりをする」ことを避けることです。ここで黙ったまま退職してしまうと、これからの人生、同じようなことを繰り返す恐れがあります。彼のなかには、おそらく父親との関係のなかで「どうせ、わかってもらえるはずがない」という、「理不尽さへの諦めと無力感」が植えつけられていると思われます。今回の事件は、それを「自力で跳ね返す」ための貴重な試練ではないでしょうか？　そのためにこそ、お母さまには、彼と共に「前へ踏み出す」姿勢を貫いていただきたいと思うのです。

Ｂさんはまだ、言葉で自分のことをしっかり説明することができません。しかし、事実関係を文章で書くことはできるのではないでしょうか？　箇条書きでもよいのです。まず彼に、事の経緯をきちんと順を追って記述させ、どこでどう誤解が生じたかを明らかにすることが必要です。その作業のなかで、Ｂさん自身の気持の整理もついてくるはずです。そして、お母さま自身の手紙を添えて、上司に送ってみてはいかがでしょうか？このとき気をつけたいのは、いたずらに攻撃的・批判的な書き方をしない、ということです。つい、誤解をした上司や、事の発端となったＺさんのことを批判したくなるのが人情ですが、そういうトーンの手紙を受け取った上司は、どうしても面子や自己保身に走りがちです。そうすると、事態は決して好転しません。むしろ、Ｂさんがいかに上司や先輩を信頼し、慕っていたかを伝え、感謝の気持を表現してから、この思いがけない事態への善処をお願いするのが得策ではないでしょうか？

このような作業を、お母さまが一人でやり遂げられるのは大変なことです。どうか、お母さま自身が気軽に相談できるカウンセラーなどを探してください。最近は、公共機関がそのような相談部門をいろいろ備えています。電話相談もできるはずです。どうか、適切なサポーターを見つけ、この試練を乗り切ってくださることを、心よりお祈りしています。ピンチのように見えるときこそ、本当はチャンスの芽が出ようとしているときであることを、忘れないでくださいね。

Question 1-c

体の不調で休みがちな部下について

部下のC君（27歳・男性）についての相談です。C君は、少し線の細い感じですが、温和で身だしなみのよい青年です。入社後、数年間の社内研修期間を過ぎ、現在の営業部に正式配属となりました。ところがその頃から、吐き気・めまい・下痢など、さまざまな身体の不調を訴えるようになって、出社が困難になりました。

私が上司として本人宅を訪れたり、仕事量の調整を行ったりすることで、ある程度は出社が可能になるのですが、少し仕事の負荷が増えると、C君またすぐに調子を崩して休んでしまいます。自宅では両親や祖母と同居していて、親があちこちの病院に連れて行っているそうです。身体症状についての診断書はきちんと提出されていますが、どうやら重篤な疾患はないようです。

先日、病気休務中のC君を静かな喫茶店に呼び出して『なにがストレスになっているの？』と尋ねたところ、営業の仕事で社外の顧客との対応が多いこと、売上げのノルマがなかなか達成できないこと、などが重荷だと語られました。

しかし、それではどうすればよいかを話し合おうとすると、『病院の薬で体調さえ整えば何とかなるんで……これからは頑張ります』などと模範的・表面的な回答が返ってくるだけで、踏み込んだ話はできませんでした。

その後も何度か面談しましたが、『もう少し待ってください』と言うばかりで、出社できないまま、時間が過ぎていきます。このようなC君に、上司である私はどのように対応すればよいのでしょうか？

Advice 1-c

一般に、自分の許容量を超えるストレスがのしかかってきたとき、心ではなく身体に反応を生じやすいタイプの人が、確かに存在します。そういう人は、おおむね、感情表現に乏しく、話が深まりにくいとされています。Cさんも、そのようなタイプの方ではないかと思われます。こういう方は、自分の内面を見つめ掘り下げるようなカウンセリングにはあまり乗ってきません。そのため、たとえば自律訓練やヨーガやアロマセラピーなど、身体そのものに働きかけてリラクゼーションをはかる技法が、よく用いられています。

しかしCさんの場合、どうも営業という仕事じたいが重荷になっているように見受けられます。人と関わる仕事に必要なエネルギーのようなものが、希薄な印象です。どうしても営業に向かないと思えば、自分から配置転換を申し出るなり、転職を考えるなり、なんらかの打開策を講じることが考えられますが、彼は、積極的に局面を打開しようとはしません。ここにCさんの特徴がみて取れます。このような状態が続けばいちばん困るのは自分であるのに、どこか、事態を丸投げしているように見えるのです。そのため、上司や医師や家族が、彼の代わりに苦心せざるをえないという、奇妙な現象が生じているようです。

このような場合、会社の規則によって「時間切れ」になるのを待つしかないのが、実情といえるかもしれません。おそらくCさんは、過保護・過干渉な養育環境で育ち、それなりの期待も背負い、ひそやかなプライドも高く、みずから「退却」することもできないのではないでしょうか。そして家族も、ありのままの息子の姿を見ようとしないのではないでしょうか。

そこで、すべての「原因」を、もの言わぬ「身体」が背負って、次々に症状を出さざるを得ないように思われます。Cさんが、とりあえず重荷になっている営業職から、プライドを傷つけられることなく、もう少し適性に合う部署へ異動できることを祈りたいと思います。しかし、新しい部署でも過剰なストレスにさらされると、同じことが生じるのは、火を見るより明らかです。

ですから、少しゆとりのできたところで、Cさん自身が自分の心身を鍛えるために何かを始めるよう（ヨーガ、太極拳、合気道などなど）勧め、それをサポートしつづけることも、大切な支援ではないかと思います。それを通して、いずれは、少しずつ主体的な自己表現ができるようになることを期待したいと思います。

最後に、最近、心療内科領域で注目を集めている「ディスチミア症候群（気分変調症）」について知っておきたいと思います。

海原純子氏によると、それは、症状としては「うつ病」によく似ているのですが、中高年に多いうつ病が過度に自罰的になりやすいのに対して、若い世代に多いこちらはすべてを周囲や環境のせいにして他罰的になりやすいことが特徴であるといわれています。うつ病の薬は効かず、慢性化することが多いのですが、仕事を離れると遊びや趣味を楽しむことはできるので、「怠けではないか」とか「病気ではなく性格の問題ではないか」と疑われることも珍しくないそうです。

海原氏は「自分が本当にやりたいこと、自分が好きなことを抑え、幼いころから親のいいなりになってきたいい子。自らの心の声と向き合ってこなかった子ども。そういう若者が親の手から離れようとする瞬間、ディスチミアという病に襲われるように思えてならない」と述べています〔海原純子『会社でうつ 休むと元気ハツラツな人』文藝春秋、2008年〕。この指摘は、ここに取り上げた三つのケースにもあてはまるところが大であると見なせます。

Type 2

どこにでもいる こんな上司…

―― 泣き寝入り するしかない？ ――

声にならない悲鳴に 耳を傾けてみる

Introduction **2**

子どもは親を選んで生まれて来られない。生徒は先生を選べない。部下は上司を選べない。当たり前といえば当たり前のことですが、権限をもつ側が「むずかしい」人であった場合、権限をもたない側の苦労は大変なものです。せめて、権限をもつ側が「常識的」であってほしいと願わずにはいられませんが、世の中には、さまざまな「むずかしい」ケースがあふれているのが現状です。むずかしい上司、相性の良くない上司のもとでどのように身を処すのか、それは働く者にとって永遠の課題であるといえましょう。

人間の心は、“子ども心”から“おとな心”そして“親心”へと発達を遂げていくはずとみなされます。“子ども心”の段階とは、甘えや依存、駄々こねが認められ、ひたすら求めるばかりであっても許される段階です。それに堪能すると、今度は「自分のことは他者に頼らず自分で責任をもってやり遂げたい」という、自立した“おとな心”の段階に達します。

それが充分に鍛えられ、幅と奥行きを増してくると、今度は、他者の世話をしたり導いたり、責任を負ったりすることのできる“親心”の段階に到達することになります。現実に子どもの親ではなくても、教師や上司にはこの“親心”が必要とされます。本来は、“親心”の段階に達した人だけに上司という役どころを担ってもらいたいものですが、実際には、そこに到達していない人も多いのが現実です。最近では、そういう自分を自覚(?)して、「管理職になど、なりたくない」という人も珍しくないようです。

“親心”には、自分のことよりもまず、自分より弱い立場の者を護るという側面があるはずです。私は、栄養状態が悪く痩せ細った野良猫の母親が、ようやく手に入れた食べ物をまず子猫たちに与え、自分よりはるかに大きな敵に向かっても、子猫をかばって立ち向かう姿に感動を覚えずにはいられません。ただ保護するだけではなく、狩りの仕方、外敵からの身の守り方、そして、猫好きな人間を見分けて懐いていく術（?）を伝授するのも、母猫の役割のようです。そして、子猫たちがどうやら自分で食べ物を探せるようになると、さっさと姿をくらませていくのです。

“親心”の段階に達していない人が、上司の役割を果たすのは、本人にとっても大変な重荷であると考えられます。自分が充分に与えられた経験がなければ、惜しみなく与えることは困難です。また、依存を脱して自力で頑張った経験が乏しいと、他者を導くことなどできないのではないでしょうか。それに加えて、自分とはおよそ個性の違う他者を受け容れる懐の広さも必要とされます。管理職サイドの苦労については、別の章で取り上げています。

それにしても、“親心”の段階に達していない人が権限を握ったとき、自分の力量の乏しさをカバーするために、それを振りかざして部下を脅かせたり、逆に、権限を行使すべきところで決断ができなかったり、といった事態が生じてきます。

部下にとっては、仕事の指示が明確で一貫性があり、指導や説明が行き届いており、部下の気持に対する共感性をそなえ、なにかのときには味方になって護ってくれるような上司が望まれます。しかし、残念ながら、そのような条件を備えていない上司も多いので、日頃から対応の工夫を考えておくことが、無駄にはならないと思われます。

Question 2-d

気難しくてNGばかり出してくる上司

私（31歳・男性）は企業の研究職に就いております。理系大学院の博士課程を修了し、指導教授の紹介でこの研究所に就職しました。大学院時代には、論文がいくつかの国際誌に掲載されたりして、研究者としてプライドを持っていたものです。そして就職に際しても、「従来の研究テーマを続けて発展させられる職場」だと説明されていたのです。

ところが入社してみると、期待どおりのことばかりではありませんでした。研究所の直属上司のD氏が、粘着気質で、かなり気難しい人物だったのです。入社前の説明とも異なり、私にとってまったく経験のない分野の研究課題を課せられました。

それでも何とか、それなりの結果を出しましたものの、D氏は、細かいところにいちいちクレームを付けては、なかなかOKを出そうとしません。それどころか、『こんなことが出来ないようなら、この研究室にいる意味がないじゃないか』とまで宣言されたのです。

私は、気分が乗らないまま、なんととか努力を続けましたが、うまくいかず、自分の考えていた研究生活とのあまりのギャップに、だんだんと前途への希望を失い、そうこうするうちに、次第に欠勤がちになってしまいました。

同じ研究所に勤める先輩の勧めで、心療内科を受診しました。そこで「軽いうつ状態」との診断書が出たので休務しましたが、職場復帰すると同じことの繰り返しで、このままでは退職に追い込まれそうな状況です。あの上司Ｄ氏の性格や態度は、とうてい変わると思えません。ちなみに、上司以外の同僚との関係は良好です。研究所内で研究室を移りたいと思っても、私の専門分野に合うところが他にはありません。私はどうすればよいのでしょうか？

Advice 2-d

性格は人それぞれですが、自分がしんどいだけでなく他者をもしんどくさせる性格の筆頭が、「強迫的性格」ではないかと思います。

この性格の持ち主は、きわめて几帳面で完全主義です。デスクの上に物を置くときでも、壁にポスターを貼るときでも、少しでも曲がっていたら気持が悪くて見過ごせないようです。部下がワープロで作成した書類でも、ふつうは気にも留めずに見過ごすような形式面の微細な不備をこまごまとチェックして、何度も何度もやり直しを命じてきます。

完璧な仕事を成し遂げるには、この几帳面さや完全主義が、たしかに役に立ちます。しかし、それが重要な局面だけで発揮されるのではなく、あまり意味のない細部にまで及んでくると、周囲の者はてきめんに息苦しくなってしまいます。仕事の能率が上がるどころか、真綿で首を絞められるような圧迫感に押しつぶされ、自然体でやれば無理なくできることまでできなくなってしまうのがオチなのです。

こういう性格の上司がきわめて高い能力の持ち主である場合、その下で働く部下のストレスはたしかに相当なものです。ただし、それに耐えて頑張りぬいた場合は、それなりの成果が上がることも期待できます。

もっと厄介なのは、こういう性格の上司が、本当は自分の能力に自信がなく、自分の狭い枠内での判断しか下せないことの裏返しとして、ネチネチとクレームをつけてくる場合です。自分の能力に自信のない人が「権力」を握ると、たいてい、優秀な部下に追いこされるのではないかという不安が頭をもたげるようです。そうすると、自己保身のために部下の芽を摘んでしまうことも珍しくありません。

相談者のような新進気鋭の部下は、この上司にとっては「目障り」な存在なのではないでしょうか？　本来は、部下の力を伸ばし、成果を上げさせてこそ上司の評価も高まるはずです。しかし、人間は合理的判断だけで動いているわけではありません。それよりも、追い越される不安、「目障り」だという不快感が強いのならば、おそらく対応の変化は望めないでしょう。

こういう上司につぶされていく部下の不運には、胸が痛みます。“パワーハラスメント”や“モラルハラスメント”の「証拠」があれば、勇気をもって声を上げることも必要だと思いますが、こういう上司はそれなりに老獪なので、決め手になるような「証拠」は残さないことが多いようです。

「一発でも人を殴れば罪に問われるのに、じわじわと真綿で首を絞めるようなストレスを与え続けても、なんの罪にも問われない」――こういう現状が少しでも改善されるよう、私たち一人ひとりが模索を続けるしかないと思います。

相談者は、これ以上、心身を消耗させてしまうまえに、大学の指導教授などに相談して、別の進路を探るほうが得策ではないでしょうか。 前進のための後退も、時には必要です。

そして、次の進路が見つかったときには、今回の苦しい体験を、「生活の知恵」として生かしていただければ幸いです。自分にどのような研究能力と意欲があっても、社会に出ると平坦な道ばかりではありません。「自分の希望がすべてかなうような職場は、めったにない」と覚悟しておいたほうがよいでしょう。時には、「能ある鷹は爪を隠す」という諺を思い出すことも役に立つかもしれませんね。

Question 2-e

健康のため「仕事第二」の上司

こんど着任してきたＥ課長（58歳・男性）は、前に所属していた課でストレス性の胃潰瘍になって、入院・手術を経て職場復帰したものの、一年後に「もう少し楽な部署へ配属を」ということで、私（係長）のいる課に異動してきたそうです。

たしかに、前の課ほど激務の職場ではないかもしれませんけれども、私たちの課もけっして暇なわけではなく、みんなが自分の仕事に追われているのが現状です。それなのにＥ課長は、ここをまるで「リハビリ職場」のように思い込んでいるような雰囲気で、ろくに仕事をしようとしません。

そしてその分、仕事のしわ寄せはどれもこれも、係長である私の肩にかかってくるようになったのです。

病気で倒れられる前は、たしかに優秀な人物だったらしいのですが、いまではＥ課長は、自分の身体だけを大切に、「定年までの時間かせぎ」をしているとしか思えないような勤務態度です。

病気になられたことは気の毒だと思いますし、もちろん助け合いは必要ですが、このE課長を守るために係長の私が倒れるほど働かなければならないのは、あまりに不合理で不公平ではないかと、最近、やりきれない思いで一杯です。

Advice 2-e

上司が働かないので、その皺寄せを受けざるを得ない部下は、本当に災難ですね。

まず、この課長の気持を想像してみたいと思います。彼は、長年、忙しい部署で全力投球をしていた優秀な社員であったようです。いわゆる「モーレツ社員」だったのでしょう。そして、おそらくは過労とストレスのせいで病気になり手術を受けることになりました。きっと心身ともに限界にきていたのでしょう。さいわい、彼は職場に復帰できましたが、年齢的なこともあり、体力も気力も以前並みには戻らなかったと推察されます。おそらく主治医からも、「以前と同じような働き方をしていれば、再発しかねませんよ」との警告を受けたと思われます。

そこで彼は、これまでの働き方を改め、定年までの何年間かを「低空飛行」で過ごすことにしたわけです。こういう切り替えができず、また仕事に邁進し、再び倒れるというケースも決して珍しくありません。その点、彼は、自分を守るために生き方を変える柔軟性・合理性を備えた人であったようです。もし、私が彼のカウンセラーであれば、迷わずその方針を支持したと思います。「これまで会社のために全力投球してきたのですから、残りの時間は無理のないペースで仕事をされても、罰は当たらないでしょうね」などと言うかもしれません。

もし、そういうペースダウンが許されない会社であれば、彼には「退職か過労死か」の選択しかなくなってしまいます。世間には、そういうケースもたくさんあることは、マスコミの報道でもとりあげられています。さいわい、このケースの場合は、それなりに包容力のある会社だったようです。

ただ、問題は、彼の仕事を肩代わりせざるを得ない部下のことまでは、人事課の視野に入っていなかったということです。彼に対する「温情」が、その部下に対する「過酷」につながるという発想がなかったのかもしれません。「まぁ、直属の部下がしっかりしているから、なんとかするだろう」と考えられていたのでしょうか。もし、部下に皺寄せがいかないように配慮するなら、この課長を「部下なしの名目だけの管理職」のポストに配属すべきだったと考えられます。そういう意味では、これは会社の人事のミスであると見なせるのではないでしょうか。

もし、会社に「名目だけの管理職ポスト」があるのなら、この課長をそちらへ異動してもらえるよう人事課に直訴するという方法が考えられます。しかし、相談者は、そういう行動をとることによって、「自分の将来性に傷がつく」ことを危惧するかもしれません。それを思うと、少々の無理をしても「立派に課長をカバーした有能な係長」として評価されるほうが、得策といえるかもしれません。ただ、そのように「戦力」として高く評価されると、次はもっと激務の部署に異動させられ、いずれこの課長と同じ道を歩むこともなきにしもあらず、でしょうが……。

課長も係長も傷つかずにこの状況を打開するには、この課長が、次の定期異動の時期に、みずから「名目だけの管理職ポスト」への異動を願い出ることではないでしょうか。そのためには、まず、穏やかに課長と向き合い、自分にどれほどの負担がかかっているかを、きちんと示すことが必要と思われます。

「会社のためにひたすら仕事に邁進したあげく、体を壊して倒れた」場合、人は誰しも「挫折感・被害感」にとらわれやすく、他者のことにまで思いが至らないかもしれません。しかし、少し落ち着いてくると、「被害者」である自分が、今度は部下にとっての「加害者」になりかねないことに気がつくのではないでしょうか。

相談者は、おそらく課長に気を使い、なにも言わずに仕事の肩代わりを引き受けておきながら、内心そのことに不満と憤りを感じているように見えます。「黙って耐えながら内心では怒っている」というのは、心身の健康にとって望ましくありません。まず、課長にありのままの事実を示すことで、彼が少しは本来の仕事を引き受けるようになるか、みずから異動を願い出るか、いずれかの道を選んでくれれば幸いといえましょう。

しかし、いくら事実を突き付けられても、彼が何の行動も起こさない（起こせない）ことも想定しておく必要があります。彼はもう「燃え尽き」てしまっており、頑張る気力が出てこないのかもしれません。そういう場合は、仕事の肩代わりは増えるばかりでしょうから、「このままでは、私の身がもちません」と、きちんと資料をそろえて、もっと上位の管理職に相談することも必要ではないかと思います。難しいことかもしれませんが、「誹謗中傷」にはならない前向きの工夫を期待したいと思います。

Question 2-f

働き者の中堅社員を窓際に押しやる上司

私は、小さな営業所に勤める38歳の女性社員です。課長の下に6人の社員がいます。課長を含めて男性が4人、女性が3人です。ヒラ社員のなかでは私が最も年長で、経験年数も一番長いのです。そのため、こまごました顧客対応などは、すべて私に任されるようになっていました。これまでの課長は、私を信頼してくれ、すべてがうまく回っていましたが、昨年、本社から赴任してきた課長は、どういうわけかそれがお気に召さなかったようです。

それまで、私が責任を持って対応していた仕事を、急に年下で経験も浅い男性社員に回すようになりました。当然、いろいろ混乱が生じました。私は「顧客にも迷惑をかけるので元のように私に任せてほしい」と申し出たのですが、「あなたが頑張りすぎるので、他の社員が伸び悩んでいるのではないか。僕は、全体のパワーアップを目指しているので個人プレイは認めない」と、聞く耳を持ってもらえませんでした。

はじめは、この課長は「男尊女卑」の典型なのかと思っていましたが、私以外の、私ほど仕事に打ち込んでいない女性社員には愛想よく接し、むしろ「理解のある上司」として好感をいだかれているようです。

現在、私に与えられる仕事は、おもしろくもない書類整理ばかりです。私は、顧客対応の仕事が大好きで、この20年近く、わき目も振らずに仕事に打ち込んできました。私のポストは、昇進のライン外のものですので、私にとっては、「本当に仕事そのもの」が生きがいになっていたのです。それなのに、急にその生きがいを取り上げられ、毎日が索莫としています。でも、今さら転職も難しく、毎日、鬱々とした気分でいます。

Advice 2-f

建前としては「男女共同参画社会」が謳われていても、実際には、仕事に燃える女性には「ガラスの天井」がある、と言われます。

相談者は、自分の仕事が大好きで、すぐれた能力を発揮できる女性のようです。前任の上司たちは、そんな相談者の力量を高く評価し、のびやかに仕事をさせてくれました。

ところが、上司が変わると、思わぬ雲行きになってしまいました。新しい上司は、そんな相談者の能力を無視し、「封じこめようとしている」ように見えます。大切な仕事を相談者には回さず、経験も力量も相談者には及ばない男性社員に回すというのは、どのような気持の動きがあるのでしょうか。

上司の心のなかには「会社の中枢を担うのは、やはり男性でなくては……」との思いがあるのかもしれません。傍に丈の高い木があるので伸び悩んでいる若木のために、邪魔物を取り除こうとしているように見えます。若木を伸ばすために、せっかく自力で背丈を伸ばした傍の木が切られるようなものですね。

相談者以外の、それほど仕事に燃えていないような女性社員には愛想がよく、理解があるというのは、彼女たちを、仕事上の競争相手にはならない「別領域」の存在として見ているから寛大なのではないかと思います。無意識のうちに、「仕事の出来る女性」に脅かされ、敬遠したくなる男性は、まだまだ多いのではないでしょうか。

相談者は、昇進のために仕事に打ち込んできたのではなく、仕事そのものが大好きで打ち込んできたわけです。これまでの上司は、昇進においては競合しない相談者の能力を大いに重用して、全体の業績を上げてきたともいえます。

また別の見方をしてみましょう。ひたすら仕事に打ち込む相談者は、もしかしたら、同僚や後輩のことはあまり眼中になかったのかもしれません。上司の「個人プレイ」という言葉は、そのような面を指しているように思えます。職場という組織においては、自分が仕事の業績を上げるだけでは不充分で、常に周囲への配慮も要求されるものです。上司は、そのあたりのことを相談者にわからせようとしているのかもしれません。しかし、相談者にとっては、はじめから管理職になる可能性のないポストなのですから、そこまで周囲に配慮する義務があるとは考えなかったことでしょう。昇進はしないのですから、自分の仕事そのものを生き甲斐にする権利ぐらいはあると思いたいですよね……。

もし、私が相談者だったらどうするだろうか、と思案してみました。

生計のためには、感情に任せて退職しないほうが得策でしょう。勤務中は「時間を切り売りしている」と割り切り、粛々と書類整理に励む。ケアレスミスをしないように慎重に。後輩社員の至らぬところは、感情を抑えて親切にカバーしてあげ、心のなかで「情けは人のためならず」と呟いてみる。それだけでも「人間が丸くなったたね」と評されるかもしれません。そして、気分転換を兼ねて、アフターファイブを充実させましょう。いままで使わなかった有給休暇なども、しっかりとる。職場ではなるべくエネルギーを使わずに余力を残し、なにかの資格取得にチャレンジするとか、社会人向けの講座を受講するとか、いろいろ道はあるはずです。

とにかく、いままでのように生活のすべてを職場の仕事が占めているようなありかたから、無理にでも「距離」をとってみたいものです。最初は、なにをしても熱中できず物足りないことでしょう。でもとにかく身体を動かしてどこかに行き、違う領域の人々と交流しているうちに、また違う楽しみや、新しい仕事も見つかる可能性があると思います。

それに、いまの課長も、そのうち人事異動で去っていくはずです。この「冬の時代」を、自分の幅を広げるための「充電の時間」と考えて、しなやかに、したたかに乗り切りたいものですね。ご健闘を切に祈っております。

Type 3

うちにも そんな部下がいる…

── 親身な指導で なんとかなるもの？ ──

隠れたミスマッチを 疑ってみる

Introduction **3**

どのような同僚や上司あるいは部下を持つかは、運のようなところがあります。最も密接な関係で仕事をしていかないといけない相手が、日常感覚としてはとてもついていけない考え方の人であったり、どうも気が合いそうにない人であったりすることも、珍しくはありません。まして、相手のせいで自分に仕事の負担が被さってくるとなれば、運の悪さを呪いたい気持にさえなります。そのような相手を部下に抱えた場合、「部下をどう指導し成果を上げていくか」で自分自身の評価もされる立場の上司としては、ストレスも大きくなります。

ところで、部下をもつ立場になるということは、昇進というだけではなく、人間としても一つの転換点です。自分をどう認めてもらうかに専心していた立場から、自分が部下を評価し認め育ていく立場になるからです。この立場を自覚しない上司をもつ部下は、つらいものです。そうした意味では、上司になることは、思春期から続いた「自分に執着し自分を模索する」青年期的心性から脱皮しなければならないということでもあるといえます。とはいえ、上司になったからといって人間は急に変れるものでもありません。部下を持つ立場になって初めて気づく自らの弱点もあるでしょう。誰にでも弱点はあり、どんな性格の人であっても、人を動かしていく立場で仕事の責任を果していくのは難しいことです。

さて、それでは上司として弱点となるのはどのような点でしょうか。「人間関係が苦手」「リーダーシップがとれない」などはよく指摘されますが、「権威に認められることや人からの評価を、心の拠りどころにする性格傾向」「自分の流儀で物事を進めようとする性格傾向」なども弱点となる可能性があります。たとえば努力して部下をサポートしても、感謝や評価を得られるとは限りません。上司だから出来てあたりまえ、うまく出来なければ「上司のくせに……」と批判されさえします。人から認められ評価されることに心の拠り処を求める傾向が強いと、それは大きなストレスになります。また自分の流儀にこだわると、十人十色の個性や能力で動く部下のやり方に不安を感じたり苛立ったりして、ストレスを溜めてしまうことになりかねません。

もともと人間は、心のなかにさまざまな性格傾向をもっています。どのような性格傾向が表面に出てくるかは、人間関係に強く影響されます。認め合い、信頼し合える関係だと思えるときには、積極的な面が表に出て、能力もいきいきと発揮されます。しかし逆の場合、強いストレスや孤立感を感じ、普通は表面に出てこない否定的な傾向が表面化します。同じように頑張っているつもりでも、仕事への姿勢や意欲、ときには発揮される能力にまで差が出てくるのは、そうした人間関係の力が関わっていることが少なくありません。そのため、関係がうまくいかない状態は、当人にとってストレスになるだけでなく仕事の能率にもマイナスです。

元来、日本の職場には、終身雇用制度や年功序列、「内と外」の意識などの日本的精神風土を背景にして、身内のような仲間意識を共有する人間関係がありました。そうした関係は、個人を縛るしがらみになりますが、愚痴をこぼし合ったり、長所や欠点を理解し合って互いを支え合う精神風土をつくってもいました。いわば心理的な“セーフティ・ネット”です。しかし人間関係が希薄になり競争原理が支配的になり、さらに雇用制度にも変化が起ってくるなかで、そうした“セーフティ・ネット”は失われつつあります。孤立しストレスを溜めたまま消耗しているケースが増えているように思われます。

そのようななかでは、上司に可能なサポートにも限界があるように思われます。さまざまな人間関係のなかでおのずと可能になっていたサポートを、上司が一人で背負い込むのは無理があるからです。「自分で何とかしなければ……」と思い過ぎないで、上司自身が周りのサポートを得ながら問題の解決を探っていく、という発想に立つことも必要といえるでしょう。

Question 3-g

二度も三度も期日に遅れる部下

部下のＧくん（27歳・男性）は、今年度の人事異動で○○支店から移ってきました。○○支店では「まじめで協調性がある」と、かなり高い評価を受けていたようです。パートの女性従業員たちを指導・監督する立場だったのですが、彼女たちのなかに溶け込んで愚痴などにも耳を傾け、信頼は厚かったようです。また、現場の様子をていねいに上司に報告し、上司に相談しながらその意を汲んで動き、上司からも信頼され可愛がられていたようです。パートさんからも上司からも評価されていたということでした。

そんなわけで、異動の際にはずいぶん期待したのですが、移ってきたＧくんにはどうも、なじめないようなぎこちなさが感じられました。でも、私はどちらかというとバンカラタイプなので、困ったことがあれば自分から相談に来るだろうと、特に親しく声をかけることもなく過ごしていました。

そうするうちに、Ｇくんが期日までに書類を作成できないということが二度繰り返されました。そこで私は『わからないことは速やかに相談するように』と何度も伝えました。Ｇくんも『わかりました』と言うので、大丈夫だろうと思っていましたが、三度目も期日に遅れたのです。「あれほど言ったのに、なんで相談に来なかったんだ」という気持もあって、私はとうとう堪忍袋の緒が切れて叱責しました。すると、その翌日から出社しなくなり、「うつ状態で二週間の休養を要す」という医師の診断書が郵送されてきました。

Ｇくんに電話をしても出ないので、私はとても心配していました。ところが数日後、○○支店の元上司から個人的に連絡が入り「元部下のＧが『△△支社の上司は何も教えてくれない。それなのに、烈火のごとく怒り、怖くてどうしてよいかわからない。このままではつぶされる』と訴えている」と言うのです。私としてはまったく心外ですが、○○支社の上司はＧくんの言葉を信じているようです。このままでは、中間管理職としての私の適性や人間性までが疑われそうな雲行きで、困っています。

*A*dvice 3-g

Gさんは、前任の○○支店では「まじめで協調性がある」と、かなり高い評価を受けていました。ところが「まじめ」と信頼されていたにもかかわらず、書類の作成期日が守れません。さらに驚くことには「協調性がある」ということだったのに、必要な相談をしに来ないばかりか、話合いにも応じようとせず、事実に反する泣きごとを元上司に訴えて上司の面目を危うくしてしまうなど、協調性とは程遠いありさまです。支社によってまったく違うGさんを、どう考えればよいでしょうか。

じつは、Gさんの行動は一貫しています。つまり、○○支店でのGさんの様子も、今の職場でのGさんの行動も、根っこは同じなのです。

○○支店のGさんは、パート従業員や上司と絶えずコミュニケーションをとり、親しく温かい関係をつくって、その環境に包まれて仕事をしていました。Gさんにとっては、仕事の達成感以上に、仕事の結果によって信頼を得、人間関係の絆が深まることが大切だったのでしょう。周りから肯定的に受け入れられている環境では、Gさんは本来の能力を発揮して仕事ができたのです。

一方、新しい職場の上司は、仕事上で必要な話には端的に対応してくれるものの、親しく話をして絆をつくっていくようなタイプではありませんでした。元の上司が母親的タイプとするなら、父親的タイプです。Gさんから見れば「受け入れてもらえない」ように感じられたのでしょう。親しく温かい関係をつくる見通しがもてないGさんは、落ち込んで自信を失くし、本来の能力を発揮することができなくなりました。しかも上司は、そんな本来の自分ではないGさんの仕事ぶりをみて、それがGさんの能力だとみなしているようです。「このままでは自分はつぶれてしまう」、そう感じて元の上司にSOSを発信したのでしょう。

このケースの場合、誰が悪いというのでもありません。しかし誰に悪意がなくても、このままでは上司とGさんとのあいだに恨みや憎しみが生まれてしまうかもしれません。それは個人にとっても職場にとっても不幸なことです。Gさんに必要なのは、能力が発揮できるような家庭的関係をもち、自信を回復することです。上司として努力してみることも必要ですが、そういう関係を大切にするタイプのGさんの同僚に積極的に関わってもらうよう配慮することも、ひとつの方法でしょう。面目が気になる元上司には、率直に事情を話してみるのもいいかもしれません。元上司はGさんと同じように家庭的なタイプのようですから、そうなれば親身にいろいろ話してくれるかもしれません。

上司ともなれば、自分とは違ういろいろなタイプの部下を抱えなければなりません。タイプに合わせて対応を工夫していける能力も、上司の能力のひとつでしょう。

Question 3-h

移動後、体調を崩して落ち込んでいる部下

じつは最近、地方の支社から本社に移動してきた部下Hさん（34歳・男性）のことで心配しております。

Hさんは、忙しさも厭わずに仕事に打ち込む、まじめで責任感の強い勤務態度が評価され、本社勤務に抜擢されてきました。支社では「仕事ができる人」と評価されていたようで、本人もそのことに誇りに思っていたようです。いまは、主査（係長）であるわたくしと二人でチームを組んでいます。

ここ本社での仕事は、Hさんがいた支社での仕事のように「定められたやり方で効率よく処理していく」というタイプではなく、「自分で考えて仕事を企画し展開していく」というタイプの仕事です。わたくしはこの部署には長いのでベテランといわれる部類に入りますが、仕事は本人に任せながらしてもらうほうです。

そしてHさんにもそのように自発性を促す方向で接しておりましたのですが、その彼が最近、心身の調子が良くないようなのです。どうやら、「自分は果たすべき仕事ができていない、職場に迷惑をかけている、主査から認められない」と気に病んで、夜中に何度も目が覚めてぐっすり眠れない、食欲がでない、集中力が低下しているという状態だとうかがいました。

先に申しましたように、ここ本社の仕事はノルマがあるわけでなく、また、やるべきことがどんどんまわってきて何が何でも期日に合わせて対応・処理していかなければならない、といった多忙さはございません。わたくしは部下には自分の発想とペースを大事にして自発的に仕事してもらえればと思っておりますので、Hさんは少し杓子定規かなとは感じられますが、特段仕事ができていないと考えているわけではないのです。地方から来たということと主査との二人チームの職場ということで、まえの職場のように仕事のことを気軽に聞ける同僚がいないのはつらいのかもしれません。けれども、体調まで崩して落ちこんでしまうほどの理由がわかりません。わたくしは、どのように対応してゆけばよろしいでしょうか。

Advice 3-h

地方の支社で忙しさも厭わずに仕事に打ち込む、まじめで責任感の強いＨさんは、本社勤務に抜擢されました。「仕事ができる人」と評価されていた能力を本社で発揮することが期待されたのです。Ｈさんも、その期待に応えようと意欲をもって赴任しました。

ところが本社の勤務に就いてみると、勝手が違いました。マニュアルに従って正確に仕事を処理していくことが得意なＨさんにとって、本社での仕事は、マニュアルに沿って次々と仕事を処理していく充実感もありませんし、処理し終わったときに味わう達成感もありません。なによりも、自分で考えて仕事を企画し展開していく仕事というのは、つかみどころがなく途方に暮れるものでした。

そして「こんなことで本当にちゃんと仕事しているといえるのだろうか……」と、不安を感じるようになりました。仕事ができる人としての自信は揺らぎ、戸惑い、無能感や無力感が忍び寄ってきました。抜擢されたのに求められる仕事になじめずテキパキと仕事ができない自分を、ふがいなく感じたことでしょう。人一倍まじめで仕事熱心なＨさんのなかで、そうした気持はやがて「自分は果たすべき仕事ができていない」「職場に迷惑をかけている」といった“自責の念”になっていきました。そして自分を責める気持は「主査から怒られる」という“被害的な不安”になり、Ｈさんを苦しめるようになったのではないでしょうか。

おそらく、この部署の仕事に適性があると思われる上司にとっては、「超多忙というわけでもなく、自分の発想とペースで自発的にやればいい仕事なのに、なぜだろう？」と思うのでしょうが、そういう仕事だからこそ、Ｈさんにとっては大きなストレスになっているのです。

このケースの場合は、本質的には、人事の失敗といえるでしょう。定型的でマニュアルのある仕事をこなすのに必要な能力と、応用力・自発性が必要とされる仕事に必要な能力は、同じものではありません。むしろ、ひとりの人間のなかでの能力としては相反することもあります。支社でのＨさんの有能さを、応用力・自発性の能力にも当てはまるものと捉えた人事の失敗でしょう。

Ｈさんは軽いうつ状態にあると思われます。とりあえず必要なら投薬などの処置を受け、今後の方向としては、いまの部署に適合できる能力をつけさせるよう頑張るのではなく、できれば配置転換の方向を考えるのがよいでしょう。いまの部署で「仕事ができない」という“無能力感”につきまとわれながら仕事を続けていくより、適性にあった部署でＨさんの有能さを発揮してもらう方が、本人にとっても会社にとっても有益なのではないでしょうか。

Question 3-i

突然に退職を表明してきた部下

突然、退職を表明してきた部下のＩ氏（35歳・男性）にどう対応しようかと迷っています。

Ｉ氏は入社以来ずっと技術職の開発部門にいて、三年前に、私のいる今の部署に配属されました。この部署は技術部門のなかでも、社外の顧客を相手にするなど、社内で一番の多忙なことで有名な部署です。Ｉ氏は何とか頑張っていましたが、一年くらいすると腹部に痛みを訴えるようになり、胃潰瘍と診断されました。

幸い胃潰瘍は治療で回復したのですが、その後も同じところが痛むと訴えて受診し、「心理的ストレスから」と告げられたそうです。その頃に私は、少し様子がおかしいと感じてＩ氏と面談をしたのですが、「これまで比較的余裕のある部署で仕事をしてきたのに、突然、最前線の部署に転属されて、内心たいへん負担を感じている。できれば配置換えを……」と訴えてきました。つらさはわかるが、社内全体の配置換えの一環なので自分が対応することはできない、と話したのですが、その後、産業医からの助言もあり三ヵ月間の休職となりました。

復職後もＩ氏は、出勤はするものの腹部の鈍痛を訴え、仕事に集中できないようでした。そんななか、先日の定例の面談で、彼は突然「自然と人の命に親しむ農業関係の仕事に転職したい」と切り出してきたのです。当初は本気ではないだろうと思ったのですが、資格取得や就職先など具体的な情報も集めているようです。

その後は、農業への夢に胸膨らませているためか、Ｉ氏は元気になってきているようです。私としては、ご家族のことも考えると、経済的な条件や労働環境の変化など先々が心配ですし、彼の話には明らかに気構えの甘さがあるように思えます。しかし、35歳の一人前の男の将来についてとやかく口出しするのもいかがなものかと思い、迷っています。どう接していけばよいか、アドバイスをいただきたいです。

Advice 3-i

Ｉさんは心因性の腹痛に悩まされ、働く意欲を失っています。技術系の専門職で順調に開発の仕事をしていたＩさんは、顧客に対応する場面も多い最前線の超多忙な現在の部署に来て、調子を崩してしまいました。忙しい勤務状態もそうですが、顧客に気を遣ったり、時間に縛られ時間と競争するような仕事が、Ｉさんには負担だったようです。胃潰瘍になったほどですから、Ｉさんなりに一生懸命に頑張ったのでしょう。しかし胃潰瘍が回復したあともＩさんにとってはストレス状態が続き、腹痛として身体が仕事に対する負担感を訴えつづけたようです。

Ｉさんは上昇志向の強い人ではないようで、最前線の部署の仕事についていけないことに対しては、大きく落ち込んだりすることはなかったようです。「身を削って働いて経済的安定を確保したり昇進の道を目指したりしていくよりは、自分のペースで働ければそのほうが望ましい」と考えるタイプの人なのでしょう。そんなＩさんには、どこか放っておけないと感じさせる“現実感覚の希薄さ”があるのかもしれません。上司の心配も、そういうことと関わっているのではないかと思われます。

転職は、常識的に考えれば有利な選択ではないといえます。経済的な安定を考えると、普通はなかなか踏み切れない危険な選択ともいえるでしょう。しかし、このまま組織のローテーションに乗って心因性の腹痛を抱えた人生を歩んでいくのも、Ｉさんにとって良い人生の選択とはいえないようです。Ｉさんの選択を家族も納得されているのなら、農業の世界に踏み出すのも、ひとつの人生のありかたではないかと思われます。上司は部下の人生にまで責任をもつことはできませんから、Ｉさんの決心が固いのなら、農業に胸はずませる彼の話にも耳を傾け、退職までの時間を元気に働いてもらいましょう。

ひとりの人間として、現実的な心配も率直に伝え話し合うことができれば、Ｉさんのこれからの人生に役立ててもらえるかもしれません。

Type 4

いちばん厄介なのは 仲間うち…

―― 泥沼にはまる まえの一手は？ ――

いつの世も あいも変わらず

Introduction ***4***

ずっと以前のことになりますが、ある出版社の未知の編集者の方から、メールで「友人関係に悩んでいる人のための本を作りませんか？」との熱心なお誘いをいただいたことがあります。私が、友人関係で悩む思春期女子のことを書いていたのを、目にとめてくださったようです。そこで、求められるままに企画書を作成して送信しました。

ところが、残念なことにその方の努力もむなしく、社内の会議でボツになってしまったそうです。

その理由としては、「中学生・高校生にとって、友人関係は切実なテーマだが、彼らはこういう硬い本を買ってくれない。社会人になると、同僚や上司・部下との関係、家族との関係で悩むかもしれないが、友人関係で悩むとは思えない。そもそも、個人的な友人などいなくなることも多い。だから、こういう本を買ってくれるとは思えない。ゆえに、こういう本は売れるはずがない」というようなことであったと記憶しています。

確かに、社会人になると「個人的な友人」と会う機会が少なくなり、職場の人間関係が生活の中心を占めるようになっていきます。「友人」というのは、気の合う者同士が自然につながっていくものですが、職場の人間関係は自分で選べるものではありません。気の合う人とも合わない人とも、それなりにうまくやっていかなければならないのです。

同僚のすべてが「友人」ではないにせよ、表面的・事務的な関係だけではなく、それなりに親和的な関係が保たれなければ、職場で過ごす時間はきわめて苦痛なものになってしまいます。そうかと言って、べたべたした関係はわずらわしいものであり、適度の距離感も不可欠であろうと思われます。「べったり」でも「疎遠」でもなく、お互いに居心地の良い関係をつくりあげる工夫を忘れたくないものです。

それは、他者のためばかりではなく、自分自身のためであることを一人ひとりが自覚したいものです。

不況によって職場環境が苛酷になれば、当然、人間関係もゆとりを失ってギクシャクしてきます。しかし、そんなときほど、「身近な人の温もりで支え合う」のが、最善の自衛策ではないでしょうか。

Question 4-j

自分に従わない人を追い込む人物をめぐって

同じ職場のＪ女史（40歳・女性）のことで、思い悩んだ末、相談させて頂きます。

うちは管理職以外は女性ばかりの職場です。おおぜいの「女性どうし」が円満に仕事をするためには、デリケートな社交術が必要とされるのは当然でしょう。わたしもそれくらいわかってます。

でも、それにしても、古参であってかつ仕事ができるということを傘にきて、まるで「牢名主」のように、同僚をものすごく支配する人がいるんです。それがＪ女史。

Ｊ女史は、自分に従う仲間だけを大切にして、その輪から外れた同僚を、何かにつけて目の敵にして、ちくちくと嫌みを言ったりします。しまいには、なんと仕事上の伝言さえ握りつぶしたりして、巧妙に、相手の居場所を失わせていくんです。

これまで何人もの人が、耐えきれずに退職したり、うつ状態になって休職しているんですよ。現在も、ある同僚がターゲットにされて苦しんでいます。それなのに周りは、自分が矢面に立たないためか、ひたすら沈黙を守るばかり。管理職も、自分には実害がないから、実態を見ようとなんかしてくれません。

組合に相談しても、Ｊ女史は私たちの上司ではないから「パワーハラスメント」には相当しなくて、介入できないとのこと。

こんな耐えがたい状況を改善する方法はないものでしょうか？

Advice 4-j

このケースは、本当に頭の痛くなるような話です。基本構造は、学校での「いじめ」と同じではないでしょうか。いたるところで発生し、被害に遭っている側にとっては、毎日が「針のむしろ」に座らされているようなものです。

学校での「いじめ」が教師からは見えにくいのと同様、職場の「いじめ」は管理職の目には見えにくいようです。また、管理職なり労働組合なりが介入しようとしても、事実関係の確認は極めて難しいのが現実です。同僚たちは、被害者に同情はしても、被害者サイドに立った「証言」をしようものなら、あとで手ひどい「しっぺ返し」をされるのは目に見えているので、たいていは「気がつかなかった」とシラを切ることが多いようです。

わが国の社会では、こういう現象を、「どこにでもあることだから仕方がない」と諦めて容認してしまう風潮も確かに存在しています。しかし、その風潮を少しずつ変えていかない限り、職場の深刻なストレス源のひとつは解消しないのではないでしょうか。

“セクシャル・ハラスメント”については、ようやく啓発活動が繰り広げられ、「相談窓口」などが設置されるようになりました。表に出ない被害はまだまだ多いでしょうが、それでも、何の歯止めもなかった頃よりはいくらかは前進しているはずです。また“パワー・ハラスメント”という概念も、少しずつ知られるようになってきました。

次はぜひ“モラル・ハラスメント”という概念が社会に浸透することが切望されます。“モラル・ハラスメント”とは、フランスの精神科医マリー＝フランス・イルゴイエンヌによって提唱された概念で、「言葉や態度等によって行われる精神的暴力、嫌がらせ」を意味します〔本書179頁参照〕。

「たとえセクハラにもパワハラにも相当しなくても、人の心を手ひどく傷つけるような言動は許されるべきではない」という共通認識を皆がもてるように、一人ひとりが、勇気をもって声を上げていきたいものです。（そういえば、五十年ばかり前、私は小学校五・六年生のときに、担任の先生から、自分の意見を書く作文コンクールに投稿を勧められ、二度とも「人の心を傷つけるのは『罪』だと思う」という作文を書きました。私は、どうしてもそれを書かずにいられなかったのです。しかし、作文は二度とも、入選どころか佳作にさえ選ばれませんでした……。）

さて、それでは、相談者は具体的にどうすればよいのでしょうか？

このような「牢名主」のＪさんに独りで正面からぶつかっても、玉砕するのは目に見えています。しかし、仲間を募ろうとしても、うまくいくとは限りません。「牢名主」は、巧みに批判勢力を分断して、気がつけば相談者が孤立していることになりかねないからです。

正直なところ、必ずうまくいくような対応策は思いつきません。とりあえずは、ターゲットになって苦しんでいる人に、一人でも理解者がいることを示すために、蔭でさりげないサポートを心掛けたいものです。

その際、最近では雑誌などでも「職場のイジメに負けないために」といった特集が組まれていますので、そういう資料を渡してあげることも役に立つと思います。被害者は、追い詰められた心境で混乱しているでしょうから、自分の陥っている状況を冷静に見ることができないかもしれません。そういう場合に、他にも同じような例がたくさんあることを知ることは、落ち着きを取り戻す助けになるはずです。

そういう資料では、ターゲットになった側の対応策として、「記録」を残すことが勧められています。とにかく、何かされる度にノートに記録を残し、メールで非道いことを書かれた場合は削除せずに保存。電話も録音する。呼びつけられたときには、ICレコーダーをポケットやバッグに忍ばせて録音する。こうした自衛策が事細かに書かれているはずです（自分に対して言われることを黙って録音しても、盗聴には相当しないそうです）。

そのような努力が必ず功を奏するかどうかはわかりませんが、客観的な「記録」がなければ、誰も助け船を出せないのが現実です。「記録」があってはじめて、会社側や労働組合を動かすことができ、法に訴えることも可能になるわけです。

また、日頃からモラル・ハラスメントの啓発活動を、会社や労組に提案し続けることも、即効性はなくても、「土壌を耕す」効果はあると思います。たとえ即効性のないことでも、長い目で見れば、何もしないよりは、ずっといいはずです。

最後に、いま被害にあっている方に伝えたいことがあります。

絶対にしてはいけないのは、追い詰められて自殺してしまうことです。死んでしまったら、取り返しがつきません。たとえ詳しいいきさつを綴った遺書を残しても、相手が罰せられる保証などありません。相手によっては、罪の意識をもつことさえないかもしれないのです。そんな相手のために自分の命を失うのは、どう考えても損失が大きすぎます（もちろん、耐えかねて暴力に訴えれば、自分や家族の人生を棒に振ることになりかねません)。

しかし、人間は追いつめられると理性的な判断力を失い、「とりあえずこの苦しい状況から逃げたい」という欲求に支配されがちです。とくに、ストレスから鬱状態に陥っていると、死の世界に引きずられやすいので、注意が必要です。

イジメを苦にしたとみられる子どもの自殺の記事が、新聞紙上から絶えることはありません。そして、学校側のお定まりのコメントは「イジメがあったとは思えない」「把握していない」などです。そういう記事を見るたびに、私は本当にやり場のない憤りを感じずにはいられません。

オトナもコドモも、何より大切なことは、自分の命を守ることです。どうしても耐えられそうになければ、なにはともあれ、その場を離れることです。その前に、「記録」はしっかとっておきましょう。

そして、その場を離れたのちに、ひたすら「嫌な記憶を忘れたい」と黙ってしまうのではなく、次の被害者を出さないためにも、合法的な反撃の道を探りたいものです。皆が黙ってしまえば、永久に「牢名主族」の一人勝ちが続くのではないでしょうか。反撃される可能性があるとなれば、「好き放題」にも多少の歯止めがかかるはずです。ですから、被害にあった一人ひとりが、そして周囲の人々が、少しずつ「勇気」を出せるようになりたいものですね。

Question 4-k

人気と実績が絡んだライバル意識をめぐって

ぼくは30歳の男性社員です。自分でも「気が弱くて社交性の乏しい」性格だと思います。学生時代もずっとそうでした。お酒も飲めず、カラオケも苦手。これといった趣味もないので、話題もありません。だから、「人の輪」に入れないのは仕方がないとわかっているのですが、昼休みなどに同僚たちが楽しそうに雑談していると、自分だけが仲間外れにされているようで、気になって仕方がありません。

そのような状況のなかで、ぼくは、内心では周りを気にしながら、表面は黙々と、仕事だけに打ち込んでいる「ふり」をしています。仕事自体は、パソコンでの書類づくりが中心なので、おかげで、仕事の能率は上がっています。本当に味気ない毎日ですが、それなりに頑張ってきたつもりです。

いま、いちばん困っているのは、年齢の近い同僚Kの態度です。Kは、社交的で上司からも同僚からも親しまれ、よく声がかかります。ぼくから見ると羨ましい存在です。ところが、K本人は、仕事の実績ではぼくに及ばないことを気にしてか、事あるごとに、からんでくるような物言いをします。うまく言い返せないぼくは、「今日は何を言われるか」とビクビクしています。

「こんなぼくが、なぜライバル視されなければならないのか……」と、まことに心外です。ぼくが黙って受け流しているせいか、Kの絡みはだんだんエスカレートしていくようで、これから先が思いやられます。上司に相談したいと思っても、上司も明らかに私よりKを気に入っているので、相談する勇気が出ません。

Advice 4-k

相談者は、自分の性格を、昔から「気が弱くて非社交的だ」と自任しています。しかし、人づきあいに興味がないのではなく、本当は、自分も「人の輪」のなかに入って楽しく過ごしたいのに、それがうまくできないで悩んでいる……と、まことに正直に述べておられます。こういう気持は、思春期・青年期を中心に、多くの人に共通のものであり、男女を問わず共感を呼ぶことと思われます。

そんな相談者は、人づきあいに関心がないふりを装い、書類づくりの仕事に没頭するふりをしているうちに、仕事の能率が上がり、実績を積むことになりました。これは「けがの功名」といえるかもしれません。

ところが、相談者なりの職場順応をかき乱す同僚Ｋさんが現れました。本当に迷惑な話ですね。Ｋさんは、人づき合いは上手で、職場での存在感は相談者よりずっと大きいものの、肝心の仕事の実績が伴わない。「天は二物を与えず」というところでしょうか。目立たない相談者に実績の面で負けているのが悔しくて、いろいろ挑発的な言動を繰り返す様子が伺えます。

Ｋさんはおそらく自己愛的な性格の持ち主で、常に自分がライバルより優越していないと我慢できないのかもしれません。相談者は「華やかなＫさんが、地味な自分をライバル視するのは心外だ」と言いますが、Ｋさんの側には「華やかな自分が、あんな取るに足りない奴に、ひとつだけでも負けているのが我慢できない」という気持もあり得るのではないでしょうか。

それに私は、相談者が、ただ気の弱いおとなしいだけの方だとは思えません。本当は負けず嫌いで、目立ちたい欲求も充分にあるのに、それをストレートに出せずに鬱々とされているのではないかと推察します。あるいは、勝負に出て負けるのがいやなので初めから勝負に出ないという生き方を無意識のうちに選んでおられるのではないでしょうか（こんな書き方に気分を害されたら申し訳ないのですが、相談者なら意のあるところを汲み取って下さると感じるので、あえて率直な考えを述べさせて頂きました）。

Ｋさんと相談者は、まったく異質な存在ではなく、現れ方が反対なだけで、内部に秘めた優越欲求のようなものは同じで、同じようなマグマを秘めているからこそ、すれ違うだけで火花が散るのかもしれません。もし相談者が本当に、仕事にしか興味にない浮世離れした人であれば、たとえ仕事の実績で負けようとも、Ｋさんはこのような反応はみせないと推測されます。

相談者にとってＫさんの言動が不愉快であり、迷惑であるのはよく理解できます。しかしそれは、相談者の内に秘めたマグマを外へ出すための、貴重な刺激だと考えてみてはいかがでしょう。これを契機として、昔からの「気が弱くて非社交的」という自己像に縛られず、自分の心の「地下室」に眠っている別の「個性」に陽の目を見せてあげようではありませんか。

それでも、相談者が急に職場での態度を変えるのは、現実には難しいことです。その前の準備として、自分の心の「地下室」を探索するために、カウンセリングの場を活用されてはいかがでしょう。その際、カウンセラーなら誰でも同じというわけではありません。ご自分が納得できるカウンセラーと出会われることを祈っています。

Question 4-l

二人きりになると場が重くなる先輩をめぐって

わたしは36歳の女性です。営業事務で、営業マンが社外へ出てしまったあと、女三人でオフィスにいる時間の長い仕事場です。

同僚のひとりLさんはベテランの先輩で、もうひとりはずっと年下です。三人揃っているときは、三人でバランスよく雑談することに気をつかいました。三人で居るとどうしても「二対一」になりがちだからです。中学時代なんて、そのことで悩んで不登校になる子もいると聞いたことがありますが、大人になってもそれは同じなんです。

わたしは「三人というのは、なにかとむずかしいなぁ。二人ならどんなに楽だろう」と思っていました。そうしたら、その思いが天に通じたわけでもないでしょうが、最近、若いほうの同僚が自己都合で急に退職し、不況の折から補充がないことになりました。

ところが思いもよらないことに、二人きりになると、それはそれでとても大変なんです。三人のときは、雑談の話題はテレビや芸能界の話、美味しいお店の情報、その場に居ない社員の噂話とか、他愛のないものでした。ところが二人きりになると、どういうわけか話題が妙に重くなるんです。わたしは、なるべく当たりさわりのない話題を見つけて話そうと思うんですが、先輩のＬさんから「私的な愚痴や自慢、身の上話、人の悪口」なんかを延々と聞かされるようになってしまいました。

最初は、それなりに興味深く聞いていましたが、いつも同じような話の繰り返しで、すっかり疲れてしまいました。彼女の人生にいろいろ苦労が多いことはわかりましたが、身内でも親友でも、ましてやカウンセラーでもないわたしがそんな重苦しい話を聞かされても、どうしようもありません。

夕方になって、営業マンたちが帰ってくると、Ｌさんはサッと元の「ベテラン社員」の顔になり、てきぱきと対応しています。表情や声まで一変するので、それはそれで怖いものがあります。

二人きりの時間をどのように切りぬければいいか、良いアイディアはないものでしょうか？

Advice 4-1

人間関係は、「一対一」から始まります。乳児は、自分の世話をしてくれる一人の他者（たいていは母親ですが）とのあいだで、心の絆を結び、それが他者への信頼の第一歩となります。この時期に、不特定多数の養育者が世話をすると、子どもは誰と心の絆を結べばよいかがわからず、混乱してしまうことが知られています。このような「一対一」の人間関係を“二者関係”と呼んでいます。

この“二者関係”がきちんと成立してから、今度は、もっと多くの他者とかかわりがもてるようになります。三人以上の人間関係は、十人でも百人でも“三者関係”と呼ばれます。二人と三人とのあいだには、数の差だけでなく、質的に大きな差があるわけです。

一般に、「集団生活が苦痛」とか「人づきあいが苦手」という場合の人間関係は、“三者関係”を指すことが多いのです。学校も職場も地域社会も“三者関係”から成り立っていますので、それに対応できないと適応が難しくなるのは当然といえましょう。

“三者関係”での気づかい、駆け引きに疲れると、誰でも“二者関係”の場でホッとくつろぎたいと感じるものです。ところが“二者関係”の場にも、それなりの問題があるのですね。

相談者の先輩社員は、“三者関係”の場では、ベテランらしく振舞っているのに、暇な時間帯に二人きりになると、延々と私的な愚痴や自慢話、人の悪口などを話し始めるとのこと。これは、実によくある情景です。

“三者関係”の場である職場では、誰もが職業人としての「ペルソナ」（役割仮面）をつけて振舞っています。しかし、そこに“二者関係”の時間帯が入り込んだのです。しかも、相談者は、気配りのよい方のようで、上手に相槌をうって話を聞いておられたのではないかと思います。そういう心地よい時空間が与えられると、つい「ペルソナ」を脱ぎ棄てて、私的な本音の話をしたくなるのは、どうやら、女性に多くみられる傾向のように思われます。男性同士では、「そもそも、延々と話すような感情のこもった話題がない」という声を耳にすることがあります。反対に、女性からは「感情のこもった私的な話題で話さないと、話をしたという満足感がない」という声をよく耳にします。

それも程度の問題でしょうね。何時間も私的な話ばかりを聞かされると、吐き出される感情の重さを受けとめるだけで疲れてしまうかもしれません。しかも、聞き続けていると、いつか話し手は「話し過ぎた」という自己嫌悪から、聞いてくれた相手を妙に避けたくなったり、「聞くだけで何もしてくれない」と失望して腹が立って来ることもあるのです。そういう意味でも、私的な深い話をあまり聞き続けることは、リスクを伴うことでもあります。

ところが、もし相談者の我慢が限界を超えてしまい、「もう聞きたくありません」といった拒否的な態度をとると、その後の人間関係が気まずくなるのは目に見えています。二人きりで過ごさなければならない時間帯があるのですから、空気が凍ってしまえば、耐えきれなくなるかもしれません。

それを防ぐためには、欠員の補充がいちばん望ましいのですが、それが無理なら、相談者が「席を外す」方法を考えるしかないのではと思います。あるいは、おしゃべりの暇がなくなるような手作業でも導入するのが良いかもしれません。

いずれにしても、これは、人事をつかさどる上司に相談することだと思います。けっして先輩社員を批判するのではなく、たとえば「時間がもったいないので、少し外回りの体験をさせていただけませんか」というかたちでの相談なら、カドが立たないのではないでしょうか。

もし、信頼できる上司がいれば、ありのままの状況を話すことも必要かもしれません。こういう状況に耐えかねて、職場を辞めてしまうケースも珍しくありませんので、我慢の限界を超えないうちに、工夫をしてください。

仕事の多忙は、職場の大きなストレス源ですが、逆に「動くに動けない場所で、暇がありすぎる」というのも、深刻なストレス源になることを、管理職に知っておいていただきたいものですね。

Type 5

理系おりこうさんの 落とし穴...

── どうしてそんな風に 固まってしまうの？ ──

その根は 意外と深く

Introduction **5**

産業メンタルヘルスの分野では、メーカーや大規模工場に勤務する技術系社員が示す心の問題が、しばしばとりあげられます。そのような人々は、いわゆる理系の大学や大学院を修了した経歴をもっています。

とはいっても、理系の学業や専門職が原因となってメンタルヘルスの諸問題が生じてくるとは、当然、考えられません。両者の関係にはかなり複雑な要素が関わってくると考えられますので、一定の明確な相互関係ですら、みいだしにくいものと思われます。ただし、以下では、事例へのアドバイスにいたる一助として、思春期・青年期の心の発達を踏まえて、このことに関係するひとつの青写真を描いてみましょう。

心の発達はもちろん、生まれおちた時から始まっているのですが、およそ小学校高学年以降からの思春期・青年期に、ひとつの大きな転換期をむかえます。この時期、身体的成熟により異性対象を求める準備が整いはじめるとともに、将来の社会的自立に向けた準備段階に入ったことを知らせる出来事が身近に生じるようになります。同時に、知的発達により、目の前の出来事だけでなく、自分を取り巻く幅広い現実に目が向けられるようになるとともに、将来にわたっての時間的展望を見通すことができる準備も整ってきます。以上のような条件を中心に、この時期の人たちは、それまで生活の基盤であった家庭内から離れて、同年代を中心に多くの見慣れない人たちが活動する社会へと出ていかなければなりません。

心理的な側面でいえば、この時期に重要になってくるのが「自分が他者とは離れて身体的に独立している」という事実に気づいているということです。この事実への気づきそのものは、すでに多少なりとも幼少期から始まっているものと思われますが、前述の思春期・青年期の諸条件と同時に認識されると、独自の意義をもちはじめると考えられます。それらのことは、「もはや自分自身を頼りとして何事にも取り組まなければならない」ということを彼／彼女らに告げ知らせます。日々の生活のなかで生じる具体的な困り事に自力で対処することが、自らに課せられた本質的な課題であり、それまで頼りとしてきた親や身近な大人の助力は、たとえ結果的に問題を解決することに役立つにしても副次的なものにすぎない、と体験させられることとなります。

以上のような思春期・青年期の課題は、当然のことながら、すぐにうまく対処できるものではありません。第一に、今までに経験したことのない課題であることに加え、ここで問題になっている頼りとすべき自分とは「自分の心」のことを主に指してるからです。心は、目で見ることも手で触れることもできません。そのために、現在の自分の達成の程度も、次に向かうべき方向性も、実際に取り組んでみてその結果を受け取ることの繰り返しという困難な手続きを経てしか、知ることができないのです（以上の考察は、精神科医である辻悟氏の発達理論をベースにしています。詳しくお知りになりたい方はぜひとも辻悟著『治療精神医学の実践——心のホームとアウェイ』〔創元社、2008 年〕をご一読ください）。

このような不明確さのなかで、従来、最も頼りになるのが同性同年代の友人関係だとされてきました。しかし、いかに気脈の通じあった友人とはいえ、直接的な人間関係には葛藤がつきものです。そこで、そのような葛藤をあまり体験せずとも、自分の進んでいる道筋を保障してくれる、いわば「わき道」のようなものが、この年代の人たちに共有されてきました。おそらく以前は、小説や哲学に思いを巡らすことがその代表格だったのでしょう。今日ではインターネットなどを用いたバーチャルな体験世界がそれに取って代わってしまったようです。

そのようなわき道のひとつとして、従来、学業への没頭があったことも確かだと思います。この時期の不確定さのなかに自分を投げ込むことを恐れる人にとって、学業は、何をすべきかを常にある程度明確に指示してくれます。さらに、日本の学歴社会構造を背景に将来への保証を提供してくれるようにみえるとともに、成績としてその成果をはっきりと提示してくれもします。理系の進路選択は、どちらかといえば高い学業成績を必要とするものが多いといえましょう。それゆえに、理系を選択する人の一部に「本筋の自立の課題」に不慣れさを残す人が生じてくる、といった関係がみられることになると考えられます。

以上のことが、産業メンタルヘルスの領域で「理系技術者の心の問題」がしばしばとりあげられることに結びついているものと思われます。

冒頭に述べたとおり、これは理系技術者が心の問題を発生させるに至る連環の、ひとつの想定に過ぎません。それに、その人たちが示す心の問題がつねに上記の経路を経ていると考えることもできません。ただし、そうではあっても、事例への理解とアドバイスに向けては一定程度役にたつと思われるため、述べてみました。

Question 5-m

なかなか管理職業務に慣れない

私M（45歳・男性）は大企業の課長です。理系の大学を卒業して、これまで技術畑で働いてきました。性格的に、細かい作業も苦にならないほうで、機械設計や品質管理などの部門で地道に実績をあげてきました。その甲斐あって順調な職業生活を送ってきました。

ところが去年、本社組織の課長に昇格すると同時に、初めてマネージメントを担当することになったのです。他部門との折衝や企画・運営などのコミュニケーション能力を必要とする分野です。他社との競合が激しく、営業成績が厳しく問われる部門でもあります。課員にも、若手を中心に威勢のいい人が多くいます。そんななかで「自分に課長職が務まるか……」と内心不安に思っていました。

案の定、課長になって数ヵ月後には、仕事に行き詰まりを感じるようになりました。会議のときなど、若い課員の意見に圧されて、企画の方向性もなかなか決められません。いろんな人の意見を聞いていると、どれも正しいように思えてきて、最後に決断をしなければならないときに、決めることができないのです。部下のなかには、私の優柔不断さに愛想をつかしてしまった人もいるようです。

職務内容も一変、社内外の人といろいろな折衝をする機会が増えました。以前は、実際の機械を製作したり検査したりで、地道でも、コツコツ努力すれば確実に成果が出ました。ところが、いまは、何をするにもいろいろな人の要望に配慮しなければなりません。どれひとつとして「正しい答え」というのを見つけ出すことができず、どうやって進めていけばいいのか、途方に暮れる毎日です。

たまらなくなって部長にも相談してみましたが、『まぁ、あせらずボチボチやれよ』と言われるだけで、具体的な指示は得られませんでした。社内のカウンセリングセンターに相談に行ったものの、なかなか状況は変わりそうにありません。私は、いったいこの先、どうしていったらいいのでしょうか？

Advice 5-m

Mさんは45歳の男性です。今回、本社勤務の課長に移動したのちに生じた仕事上のご苦労で相談されていますが、明確な心理的な症状や問題行動には至っていないようです。ご相談の内容には含まれていませんが、プライベートな生活においても、ある程度の達成を成し遂げておられるように推測します。その意味では、通常の意味での「心の悩みの相談」と受け取りました。

ご自身で「細かいこともあまり苦にならない」と書かれているように、もともと真面目で勤勉な性格の方なのだと思います。そして、その点をいかして現在の職業で実績をあげてこられたのでしょう。

Mさんの場合、前述した思春期・青年期の自立のつまずきがどの程度そのまま残っているのかは、はっきりしないように感じます。従来の慣れ親しんだ技術職からマネージメント職への仕事上の変化が大きな負担となって、悩んでおられる節が感じられます。

ただし、そうはいっても、ご自分を頼りとする点で自信をもつことができていないことは確かでしょう。「いろんな人の意見を聞いているとどれも正しいように思えてきて、最後に決断をしなければならないときに決めることができない」と書かれています。また、自身のマネージメント業務について「どれひとつとして『正しい答え』というのを見つけ出すことができず、どうやって進めていけばいいのか途方に暮れる」と書かれています。以上の記述には、どこか、Mさんが正しい答えというものを自分の外部（課員の意見や調整相手の要望）に求めている様子がうかがえます。

さまざまな場合がありますが、状況が複雑になってくると、すべての条件を取り入れていては、物事を決めることは難しくなります。周囲の人が示す意見や要望のすべてを実現する決定というのは、現実的でない場合が多くなってきます。

さらに、Mさんのように上司にあたる立場で物事を決定する場合、その決定の「一貫性」がとくに重要になってくると思います。その時その場の状況で意見を変えていては、周囲の人たちの信頼が得られないからです。そのような「一貫性」が問われる立場にありますので、一つひとつの決断もそれだけ重みが加わってくることとなります。

このようなことに慣れておられないのは、やはりここでも、それまで技術系の仕事ばかり担当されてきたことが関係しているでしょう。本来的にはマネージメント能力や対人関係能力を潜在的にもっている人でも、企業内でそのような能力を開発される機会に恵まれない（人材開発システムの不備）ことが多々あるのではないでしょうか。そのため、いきなりマネージメント業務を任されると不適応を起こすケースが、しばしばみられるようです。

その意味では、Mさんのようなケースに出会った際には、その会社の人材開発の在り方について、再度、吟味するほうが良いともいえます。Mさん自身、会社の部長に相談されているようですが、あらためて自分の現状を説明して、何らかの対応を願い出てもよいのではないでしょうか。

とはいえ、上記の課題を最終的にこなしていくのはMさん自身でなければならないことも確かです。おそらくMさんは、前述のようなご自身とご自身を取り巻く現状を、よく理解されることでしょう。また、そのことが誰にとっても困難さをともなう課題であることも、理解されるでしょう。

ただ、それを理解したとしても、個々の具体的な場面でどのようにすればよいかの回答は得られないことと思います。平たくいえば「マニュアルがない」のですから、最終的には、諸般の事情を考慮したうえで、ご自身で判断されていくしかないものと考えます。

Question 5-n

入社後ほどなくして出社拒否となった

部下のN（25歳・男性）について相談します。

Nは、今年入社したばかりの新人社員です。某有名大学の工学部を優秀な成績で修了したとのことで、そんな若手がうちの部署に来てくれるのを心待ちにしていました。ただ、初めての顔合わせの折、ほとんど何も言わずに黙ってこちらの話にうなづいているだけだったのが、気になってはいましたが。見た目にも線が細く華奢な印象で、少し心配になったのも覚えています。のちのち聞いた話では、最初の団体研修で体調不良を訴えることがあったとのことです。

研修期間が終わって、いざ本格的に仕事を始めてもらおうとした矢先、二ヵ月ほどで、Nは体調不良を訴えるようになりました。あまりはっきりしないのですが、だいたい、お腹が痛くなったり下痢をしたりで、家を出られなくなるようです。最初は私も「まぁ、そのうち職場に慣れてくればおさまるだろう」程度に思っていました。しかし、だんだん訴えが目立つようになって、遅刻や早退が増えてきたのです。そして、ついには連続して休暇をとるようにまでなってしまいました。
そこで、直接話そうと、自宅を訪問しました。ですが、『どうして職場に来れないの？』と尋ねても、『体調が悪いんです』と言うだけで、いっこうに話が進みません。ご両親の話では、一度内科に受診したことがあるようですが、「神経性のものでしょう」としか言われなかったので、その後、通わなくなったようです。
幸い、わが社には社員向けの「心の相談室」がありますので、私から申し込んで、二人で相談に行きました。ただ、本人はほとんど何も話をしませんので、私が本人の状態を説明するばかりでした。そのときは本人も『カウンセリングを受けてみる』と言ってくれたのですが、結局、何も話すことがないとのことで、通わなくなったようです。
その後、状態は悪くなるばかりで、最近ではすっかり出社拒否の状態になってしまっています。うちの職場も潤沢なマンパワーがあるわけではありませんので、正直、Nがこんな状態になってしまったのは大きな痛手です。なんとか解決する手立てはないものでしょうか？

*A*dvice 5-*n*

Nさんは25歳の男性です。年齢的にみると、思春期・青年期の出口あたりに相当するものと思われます。また、入社して間もなく現在の問題が生じたようです。その間、職場と本人の間で何らかの特別な出来事があった節は見うけられません。

以上のことを勘案すると、どうも、Nさん自身の側に問題のおおもとがあって、それが社会へと本格的に自立する段に至って、いきなり表面化したように想像されます。

相談の内容に「某有名大学の工学部を優秀な成績で修了した」との記載がみられます。ですので、イントロダクションで述べた思春期・青年期における自立の課題に対する「わき道」との関連が推測されます。ただし、全体的なNさんの雰囲気からは、必ずしもその理解がそのままあてはまるかどうか、あやしいように感じられます。

学業への取り組みが、思春期・青年期における自立の課題に対する代わりとなる場合には、少なくとも、それよって得られた成果に本人が自身の保証を見いだすような体験、つまり、自信や自負の体験が伴うものと考えられます。しかしながら、Nさんの場合には、そのような態度をあまり感じ取ることができません。したがって、Nさんの学業面での優秀さは、他の条件によって支えられていたと思われます。

この点についてひとつ推測されるのが、ご両親の本人に対するこれまでの対応のありかたに関するものです。今回、上司の方がNさんの自宅を訪問した際に、Nさんのご両親が主に対応されたように、相談の文面から感じ取れます。また、その際に内科受診の経緯が話されたようですが、それもご両親が本人を病院まで連れて行った可能性が考えられます。

充分な情報がないため明確なことは言えないのですが、ご両親が本来Ｎさんのなすべき対応を引き受ける関係が、かなりの持続性をもって定着しているようにみえます。したがって、Ｎさんの学業面における達成の高さも、両親の示す方向性にＮさんがただつき従ってきたことの結果である可能性が高くなってくると思われます。

イントロダクションでの青写真の場合と違って、Ｎさんの以上の特徴は、思春期・青年期以前からの「両親への寄りかかり」の持続としてとらえることができそうです。また、このことは、Ｎさんの自立の課題に対する気づきの不足と対応していると考えられます。

そもそも今回の相談自体が、本来、Ｎさんが悩むべき課題について上司の方が対応をせざるを得ない状況になっていることが、発端となっています。Ｎさん自身にこの点での自覚が育っていれば、なんらかのかたちで対応しようとする姿勢があらわれるはずです。ところがＮさんは、漠然とした体調不良を訴えるだけで、あとは現実の仕事場面から家の中へと引き下がってしまったままです。

以上のＮさんに関する推測が正しいのであれば、やはり、長期的な視座にたった対応が求められると思われます。入社して間もない段階での問題発生であることを考慮しても、職種や配置の転換が奏功する可能性は、あまり高くないものと思われます。

Ｎさん自身が問題の自覚を少しでも獲得できるように、精神科の医師やカウンセリングの専門家の援助が必要になってくるでしょう。同時に、Nさんのような場合、言語的な対話を通じて関わりを形成することが難しいものと思われます。

したがって、より具体的で実際的な体験が可能な精神科デイケアや、集団精神療法、作業療法、そのほか今日比較的幅広くおこなわれている就労（復職）支援プログラムなどへの参加のほうが馴染みやすい可能性があります。

また、Nさん自身が直接治療的な関係に入れない場合でも、両親をはじめとする家族が相談することが役立つ場合も少なくありません。

Question 5-O

仕事のことを考えると気分が悪くなる

僕、O（27歳・男性）は、中規模の保険会社でシステム・エンジニアの仕事をしてます。学生の頃からコンピュータが好きで、それが長じて大学卒業後SEの職につけました。

実際に仕事が始まると、社内にプログラム開発を専門とする人材が少ないこともあって、いろんな人から、どんどん仕事が舞い込んできます。僕は前まえから、頼まれるとどうしても断れない性格で、ずるずる引き受けてしまってました。

それでも、なんとかやってたんですが、昨年ある大きな仕事を手伝うようになってから調子を崩してしまいました。

朝起きると、めまいや吐き気がして、起きられなくなってきたんです。はじめはそれでも、なんとか遅刻しないようにしてました。でも、だんだん身体のだるさがひどくなってきて、起きようとしてもどうしても身体が動いてくれません。

そうこうしているうちに、ほぼ毎日遅刻を繰り返すようになって、二ヵ月前から、上司に勧められて休職してます。

休職したばかりの頃は、気分も楽になって、めまいや吐き気もほとんどなくなりました。それで、前から見たかった映画やインターネットを思う存分に楽しんでました。

でもそのうち、睡眠のリズムが崩れてきて、ほとんど昼夜逆転の生活になってしまいました。そうしたら、よけいに体調が悪くなってきて、「自分はなんてだめな人間なんだ」って思い悩むようになりました。

そんななか先日、上司から、休職の状況をたずねる電話がありました。その瞬間心臓がドキッとして、ひどい吐き気に見舞われました。それなのに上司の言うがままに復職の約束までしてしまったんです。

復職に向けて準備しようとしても、仕事のことを考えるだけで、しんどくなって逃げてしまいます。「こんな状態では仕事なんて出来ないだろうな」って思ってます。でも、このままで済むはずもなく、どうしようもなくて、追い詰められた気持でいっぱいです。どうか助けてください。

Advice 5-O

Oさんの訴えにはどこか曖昧なところがみられます。症状としては一応吐き気やめまい、体のだるさなどが語られていますがいずれも深刻さが感じ取れません。

このような場合、周囲の人は本人の問題を軽く受けとりがちです。しかし、病気休職にまでいたっている事実があるのですから、Oさんの抱える心の問題は決して軽視できるようなものではありません。最後の「助けてください」との訴えにもあるとおり、Oさん自身もどこかでかなり追い詰められたと感じているように思います。

OさんはいわゆるSEの専門職にあり、それは学生時代からコンピューターが好きであったことによるものだとしています。また、休職当初の様子からも、以前からインターネットや映画などにはまり込んでいたことがうかがえます。
これらのことから、思春期・青年期の自立の課題が問われる時期に、いわゆる「バーチャルな体験世界」に相当程度熱中していた可能性が考えられます。そして、そのことに何らかの自己に関する保証を見出していたことが、コンピューターに関する専門的知識の獲得となって現在の職業につながっているものと思われます。

以上の点からすると、イントロダクションで述べた思春期・青年期における「わき道」との関連が考えられます。ただし、そのこと自体が一般に問題であるとは必ずしもいえないでしょう。思春期・青年期の自立の課題自体にいわゆる「王道」があるとは考えられません。多くの人がこの時期の同性同年代の仲間との関わりからある程度わき道にそれて、しかし、その「わき道」を同じくするもの同士がまた集まって支えあって、自立の課題に向き合っていくとつながっていくのが実際に近いのではないかと思います。その場合と比較すると、Oさんは「わき道」にはまり込みすぎたといえます。そして、それ自体は思春期・青年期以前に形作られてきたOさんの心のあり方と関係しているのです。

この点で少し気になるのが、Oさんの受動的な姿勢です。以前から「頼まれると断れない性格で、仕事をずるずる引き受けていた」との回顧が述べられています。また、出勤困難となる体験の流れにも、同様の特徴が見られます。つまり、Oさんは、そのようすを「起きようとしてもどうしても身体が動いてくれません」と述べていますが、この表現には、体をはじめとする気分や調子などの体験に流されてしまっている節がうかがえます。加えて、休職中に簡単に昼夜逆転の生活になってしまう点にも、詳細に見ていけば、受身の対応姿勢が見出せるものと思われます。

以上のようにみてくると、少なくとも受動的な姿勢への親和性の強さがあって、それが思春期・青年期の自立の課題に困難をもたらしたものと思われます。

対応については、やはり、Oさんが今の受動的な自分の心のありかたをよく見つめ、そのうえで、今後どのようにしていくかを考えてゆかれることだと思います。ただし、この作業はどうしても一人ではわかりにくいと思いますので、精神科クリニックの医師や専門のカウンセラーと相談しつつおこなうのがベターであると考えられます。

あるいは、この点でお手本となるような同僚や先輩などがいるようでしたら、その人に相談してみることも有効かもしれません。

また、最初の体調不良のきっかけが、それまでの作業負荷の高さに加えて、大規模プロジェクトへの参加による負担の増大にあるようです。今回、不本意ながらも復職の予定を立てておられるようですが、その際に、仕事負担の軽減・調整を、上司の方に願い出てみることも有効であると思われます。

Type 6

いかんともしがたい 心の事情...

―― ということは このままずっと？ ――

変われるかどうかの 瀬戸際

Introduction **6**

一人ひとりの人間は、その時その場だけを生きるものではありません。時々刻々と移り変わる状況に影響を受けながらも、普通は相当程度に変化しない内面の営みを身につけています。それを私たちは広い意味で「心」と呼んでいます。おおむね「性格」や「個性」と呼ばれているものも、これに相当します。

このタイプ6でとりあげる人たちは、おもに、そのような本人の「心の状態」がもととなって困難な状態に陥っていると考えられます。これまでのタイプに登場した人たちは、どちらかといえば職場との密接な関連で心の問題を示していました。それと比較すると、以下の人たちは、実際の職場状況に関係なくひとりでに心の問題に落ち込んでいるようにみえます。

ただし、その場合でも、身体の病気のように心がひとりで勝手に病んでしまったわけでは決してありません。心は常に外界の現実との関わりのなかにあり、そこから心のさまざまな問題も生じてくるのです。そして外的現実というのは、いま目の前に見えている実際場面のみに限られるものではありません。いま現在だけでなく、過去から歩んできた来歴と、将来に向けての来たるべき前途が、その人を取り巻く現実をつくりあげているのです。また、狭く目の前に見える出来事だけでなく、自分をとりまく地域・社会・国家・世界といった広い視野で見通せる範囲も、現実として歴然と存在しています。人間の知覚・記憶・認識の発達は目覚ましく、それがこのような外的現実の広がりを支えているのです。

ここに登場している人たちは、そのような広い意味での外的現実と心の狭間で生じる軋轢に悩んでいるのです。

その人を取り巻く外的現実は、人生のおのおのの段階でそれに応じた課題、つまり「人生周期」の課題を突きつけてきます。それは、生まれ落ちてすぐの時期から始まり終生続いていくものなのです。ただ、子どもの発達は、身体的成熟を伴ってまだしも順序だって生じてきますし、現実の側も、就学前段階から小学校・中学校・高校へとはっきりと変化していきますので、周囲の人にもわかりやすいのです。それに対して、成人期以降では、それぞれの年代の人々が直面している人生課題は傍目にはかなりわかりにくくなります（おそらく、以前重視されていた社会的儀礼、たとえば成人式や結婚式、厄払いや還暦祝いなどは、それぞれの人生課題の節目を意味する役割を担っていたのでしょう）。しかしながら、それは歴然と存在していて、個々人にさまざまな課題を迫ってきているものなのです。

こうしたことを背景に見すえながら、以下の事例が示す心の問題の様相と、産業メンタルヘルスにおける対応の留意点について、Answer のなかで述べたいと思います。

Question 6-p

一人になれないことで悩む本人

私、P（30歳・男性）は、家業の印刷会社の事務職についてます。

調子がおかしくなりはじめたのは二年前のこと。仕事中、急に息苦しくなって、そのうち手もしびれてきたんです。「このままじゃあオレ、死んじまうんじゃないか」と怖くなって、大騒ぎになりました。

そのときは妻が救急車を呼んでくれました。市立病院で血液検査からCTスキャンまでかなり詳しい検査を受けたんですが、どこも異常が見つからないって言われました。

でも、その後も何度も何度も、同じようなことが続いて、そのあげくに私はいま、一人で外出できないような状態になってます。それに、最近とくに、夢見が悪くて、なかなか眠れないんです。

仕事には妻同伴で出られてますけど、職場で一人になるのがすごく怖いんです。最近、インターネットで調べていて、自分のこの状態が「パニック・ディスオーダー」とかいう心の病いなんだと知りました。ただ、心の病いと言われても、とくに思いつくような悩みやストレスもないんですけど……。

　小さな印刷会社なので、客先の応対や発注なんかもこなさないといけないんですが、いまはそれもほとんど出来てない状態です。

　どんな風にしたらいいのか、なにかいいアドバイスがあれば教えてください。

Advice 6-p

Ｐさんのような訴えは、ご自分でも気づいておられるように〈パニック・ディスオーダー〉と呼ばれる心の問題のひとつです。通常、「突然の不安感や恐怖感」に始まり、「動悸やめまい」などの身体的な違和感を伴って、場合によっては「死の恐怖やコントロールを失う恐怖」と結びついて一時的な混乱状態に陥るものであり、心理臨床の領域では決して珍しくはありません。

ただし、一口に〈パニック・ディスオーダー〉といっても、そのありかたは多種多様です。Ｐさんの場合は、はっきりとした〈パニック〉の訴えがあります。しかも、それが「身体の病気と死への恐怖」として体験されています。ただし、医学的検査の結果では異常はありません。したがって、それだけ身体の病気である危険性は低まるわけですから、心の問題が疑われることになります。

それでは、Ｐさんの心の特徴として垣間見られることをとりあげてみましょう。

まず、Ｐさんには受動的な姿勢が目立つように思われます。Ｐさんは、奥さんと一緒にいることができればパニックの不安はないと言っています。ここで奥さんは、Ｐさんにとって安心感と保証を与えてくれる対象として位置づいているようで、受け身なままにそのような安心感と保証を与えられる場合には大丈夫というわけです。

同じ受動的な姿勢は、悪夢の訴えにも見られます。私たちでも悪夢を見ることは少なくありませんが、目覚めればそこから切り替えて日常生活の現実に意識を向けます。ところがＰさんは、悪夢を体験したらそのときの恐怖感をそのままに、目覚めたあとも引きずってしまうようです。
　一方で、パニックの訴えそのものにも、Ｐさんの心の姿があらわれています。一般に〈パニック・ディスオーダー〉では、ある共通の性質をもつ状況で、パニックが生じやすいことが知られています。それは、高速道路で車を運転しているときや、電車やバスなどの公共交通機関に乗っているとき、あるいは、大勢の人がいる広場を一人で歩いているときや、コンサートや映画を見ているときなどです。それらの場面には共通して「なにかあった場合には自分で対応しなければならない」という性質がみられます。言い換えるならば、〈パニック・ディスオーダー〉に悩む人は、そのような性質の体験を苦手としているということです。Ｐさん自身も「一人で外出できない」と言っておられますので、おそらく同様ではないかと思われます。
　こうしたことをみてきますと、Ｐさんが年齢的に直面している人生課題との関係はほとんど明らかです。
　三十歳という年齢に限らず、この時期の課題は「自立した自分をいかに達成するか」であると考えられます。自立した自分を確立するために必要な条件とはなにか、これは実はかなり複雑な問題です。
　しかし、ここでの問題については、少なくとも次のように言えると思います。つまり、「そのためには、自分が体験する心理的な負担を含めてさまざまな問題に自分で対処できる力を身につけていかなければならない」と。しかしながらＰさんは、いまだ受け身な姿勢のままに周囲から安心感や保証が与えられることを求める姿勢が優勢なようです。そのために、現実からの自立の要請に対応することが困難となっているものと考えられます。

こうした点をふまえて、Ｐさんへの職場での対応の留意点をあげてみたいと思います。

一般の〈パニック・ディスオーダー〉の常として、Ｐさんも、パニックを身体の問題として体験しています。しかし、実際には問題は心の領域で生じているのですから、身体の問題として解決しようとしても有効な対策には結びつかないことになります。

ただし、この点が微妙なのですが、たとえば「身体的異常ナシ」という検査結果は、本人をかなり安心させる面があることも確かです。ですので、本人の安心感や安堵感につながる程度の身体面での対応は認めつつも、あまりそのことが直接的な解決に結びつくことを期待しないほうが賢明だと思われます。

その反面で心の問題は、よく「気のせい」と表現されるように、軽く受け取られる節があります。もちろん〈パニック〉そのものは心臓病や脳卒中のような身体面での深刻な事態に直接結びつくものではありません。しかしながら、当人の主観的な苦痛は相当なもののようで、一度そのような恐怖体験をすると、その記憶が残って、次からは「パニックが生じるのではないか」という予期不安に悩まされる場合が少なくありません。したがって、主観的な面での苦痛の訴えにも配慮しつつ、Ｐさん自身と話し合いながら対策を講じていく必要があります。

〈パニック・ディスオーダー〉を訴えながらも、一定条件が整えば職責を果たせる人は少なくありません。

たとえばＰさんの場合でしたら、奥さんとの関係にみるように、安心感と保障を与えてくれる人がいればかなり様子が異なってくると思われますので、信頼する年配者や心の問題に理解がある同僚などと一緒に仕事ができるように配慮する、あるいは、自分一人で何とかしなければならない状況が苦手なわけですから、急な場合の連絡方法や対処方法などを確保する、などの実際的な対応策が思い浮かびます。

Question 6-q

にわかに仕事の負担がつらくなった同僚

今回は、わたくしの職場の同僚のＱ氏（40歳・男性）のについて相談します。

Ｑ氏は経理部門の事務職員です。元来、生真面目な性格で、なにごとにも手を抜くことを知らず、仕事が忙しいなかでも、所属する登山部に熱心に参加していたそうです。

数年まえにＱ氏は、わたくしのいる現在の職場に転職してきました。彼は昼夜を分けず仕事をするので、職場のホープとして上長から期待されていました。

ところが一年ほど前から様子がおかしくなってきて、出勤しても顔色がさえず、つらそうでした。睡眠不足でもあったようです。

仕事の効率も目に見えて落ちてきたので、休憩時間にわたくしはそれとなく聞いてみました。すると、表情も苦しそうで、話し声も小さく『仕事ができなくて、情けない』『まわりに申し訳ない』とばかり言います。

どうも、職場の年齢構成上、経験の不充分な自分が数年後にはベテラン組になると知ったときに、急にしんどくなったようです。同時に、仕事上の失敗もすべて自分だけのせいだと背負い込んでいるようでした。Q氏はわたくしと同郷だったこともあり、彼のつらそうな様子は見るに堪えません。なにか支えてあげる方法はないのでしょうか？

Advice 6-q

Ｑさんの状態は〈抑うつ状態〉と呼ばれるもので、最も伝統的な心の問題のひとつです。通常、「抑うつ気分」を中心に、「意欲や関心の減退」「集中力や判断力の低下」「空虚感や罪責感の増大」などさまざまな精神的変調があらわれてきます。また、「食欲が失われて体重が急激に減少する」「眠れない」「会話や運動が非常にしにくくなる」などの行動面での不調がみられることもあります。

ただし、〈抑うつ状態〉と一口に言っても、一人ひとりの訴えは多種多様です。これから、Ｑさんの場合について具体的にみていきたいと思います。

まず、Ｑさんの心の特徴としては、「感情や気分などの直接的な刺激に左右されやすい」という点があげられそうです。なかでも「ポジティブな体験」に慣れ親しんでいて、調子の良い自分を本来の自分としてそこに没入しているようにみえます。このような特徴は〈抑うつ状態〉を示す人の病前性格として知られており、「順調希求姿勢」と呼ばれます。

Ｑさんの場合、登山などのクラブ活動に熱心に取り組んでいたとありますが、これは身体的運動を通して順調な自分に浸ることに馴染んでいたためでしょう。また、周囲から優秀な人材として評価されていたようですが、これも、与えられる仕事を問題なくこなすことに埋没していた結果と考えられます。

次に〈抑うつ状態〉については次のような関連が考えられます。「順調希求姿勢」のもとでは、調子の良くない自分は「あってはならない、非本来的な自分」として体験されます。そして、それは同時に、本来の自分の喪失体験でもあります。そこから、〈抑うつ状態〉に典型的な「落ち込んだ気分」「意欲の喪失」「空虚感や絶望感」などが生じてくると考えられます。

これらの特徴も〈抑うつ症状〉を生起させる「抑うつの体験構造」としてすでに知られています。Ｑさんのつらそうな表情や小さな声、「自分が情けない」「周囲に申し訳ない」などの訴えは、そのようにして生じた自己喪失感の表明と受けとれそうです。

また、Ｑさんは年齢的に、中年期の入口に差し掛かったあたりにいます。この点から、人生課題との結びつきが考えられます。中年期は、身体的能力や社会的立場などの面を中心に、それまでの右肩上がりの人生に陰りがみえはじめやすい時期です。それまで「順調希求姿勢」で突っ走ってきた人には、その分「調子の悪い自分」に出会いやすい時期といえます。

ただ、Ｑさんの場合には、中年期というにはまだ早いかもしれません。それだけに、何らかの職務上の負担が関わって、Ｑさんに「調子の悪い自分」への直面を迫っている節が感じられます。

これらのことをふまえたうえで、職場でのＱさんへの対応を考えてみましょう。

おそらく実際のＱさんは、相当に疲れきった様子をしているのではないでしょうか。そこで休養を勧めることになるのですが、Ｑさんのような〈抑うつ状態〉にある人が休養をとることには、二重三重の難しさがあります。

第一に、そもそも心と身体はその性質が異なりますから、心の面での疲れの訴えが、休養によって回復するとは限りません。

ただし、まったく意味がないかといえばそうではなく、私個人の印象としては、Ｑさんのような〈抑うつ状態〉の人には、一定程度の回復が期待できるという気がします。この点については、実際に休養を与えてみて様子をみればわかるでしょう。

ただし、それ以上に難しいのが次の点です。順調さを普通と体験するＱさんにとって、休養をとるということ自体が「調子の悪い自分」を意味するものと受け取られやすいのです。

そのためＱさんは、おそらく休養を取ることを避けたがるか、あるいは早々にそこから抜け出そうとするでしょう。とくに、休養のなかで「調子の良い時期」があると、すぐにそちらにくっついて、それまでの「調子の悪い自分」を忘れてしまいます。そのため、結局は同じことを繰り返してしまいやすいのです。

その意味で、Ｑさんに対しては、休養を勧めるだけではなく、その本人の状態や休養の意味を説明するとともに、休養中の様子や復職時の状態に充分注意する必要があるでしょう。

また、いうまでもありませんが、精神科クリニックなどの医療機関を受診して医師の診断を仰ぐとともに、抑うつ気分や不眠に効果的な薬剤の投与を受けることも、忘れてはなりません。

Question 6-r

どうやら体の不調だけではなさそうな部下

小職の若手の部下について相談いたします。

R君（25歳・男性）は、設計部門に優れた能力をもっており、性格も真面目で、とくに問題なく勤務してくれていました。それが、この一ヵ月ほどまえから様子がおかしいのです。

ある日、職場に来ても落ち着きのない様子で、表情もすごく厳しいものでした。そこで小生が『どこか体の具合が悪いのか？』と問いただしましたところ、そのときとは『夜、眠れないんです』と言うだけで、詳しくは語ろうとしません。しかたなく、その日は早めに帰宅させました。

その後、徐々に、R君には欠勤や無断帰宅が増えるようになってきました。電話をかけてもみたのですが、電話そのものがつながらない状態でしたので、これは何かあるなと思い、小生は彼と二人だけで面談をおこないました。

そのなかでR君が言うには『最近どうも、誰かにつけ狙われているみたいなんです』と。半年ほどまえに飲み屋で口論に巻き込まれたそうなのですが、その一人が恨みに思っているのではないか、と言うのです。しかも『最近、無言電話が多いんです。それは、その人物かその仲間の嫌がらせで、そのせいで家では電話線を抜いてるんです』とのことです。

最近は『職場のなかにもそいつの仲間がいて、ときどきボクの机の上の書類が移動しているのは、その人物が自分が来たことを知らせるためにしているんです』とも言います。

R君はなにかノイローゼにでもなっているように思いましたので、病院を勧めたのですが、『ぜんぜん大丈夫です』と言うばかりで一向に応じません。小生個人としては、彼の言っていることはやはりおかしいと思うのですが、専門家ではないので自信がありません。

R君のような訴えについて、また適切な対応について、ご教示いただければ幸いです。

Advice 6-r

Rさんの主な訴えは〈妄想〉といわれるものに相当すると思われます。〈妄想〉とは、現実には起こり得そうにないことを事実として確信している状態を指します。そして、この訴えがある場合、〈統合失調症〉という診断が疑われることになります。〈統合失調症〉は、精神医学史の初期から存在し、その特徴的な症状、頻度の高さ、治癒の困難さなどから、常に注目されてきた病態です。

思春期好発として知られており、人生課題との関連ではこの時期の精神的自立の課題が関与しているものと予想されます。Rさんも年齢的にはその時期にあたりますので、自立の課題のつまずきが問題発生にかかわっているものと思われます。

このような訴えがみられた場合には、まず医療機関を受診し、必要な診断と治療を受けることが必須と考えます。そのうえで、職場での対応にはいくつかの留意点が必要になると思われます。ここでは、その点について若干言及したいと思います。

はじめに挙げられるのは、〈統合失調症〉の一般的なイメージと実像とのズレに関するものです。

〈統合失調症〉という病名は、それそのものとして、ひとつの固定した病像をイメージさせやすく、その人の症状や予後に関して、決定論的な判断を迫りやすいところがあります。もちろん、一定程度の共通性がみられることも確かです。しかしながら実際には、個々の人によって、相当異なる側面もあります。

たとえば、妄想や幻聴から直接影響を受けざるをえず、社会的生活全般が立ち行かなくなる人もいますが、他方、妄想や幻聴に影響される度合いは部分的なものに留まって、日常生活をある程度普通に送ることができる人もいます。長期にわたって繰り返し深刻な混乱状態に陥らざるをえない人もいますが、急激な混乱状態であっても一過性のものに留まる人も確かにいます。先ほど思春期好発と述べましたが、中年期や老年期になって初めてそのような訴えを起こしてくる人も少なくありません。

そして、以上の違いに伴って、日常生活や職業生活への影響や、その後の経過などもさまざまなのです。したがってRさんの場合にも、本人の状態をよくみながら、本人を含めて、家族・医師などと相談しつつ対応を決めていく必要があるでしょう。

もう一点としては、とくに〈妄想〉という訴えに関するものです。

今回の相談のなかにも、上司の方がRさんに受診を勧めても応じなかった旨の件があります。広く〈妄想〉を示す人は、その訴えの過ちを指摘されても受け入れることができません。その際に周囲の人は、本人の訴えの異常さをより強調することになりますが、この働きかけは奏功しない場合が多いのです。

〈統合失調症〉と診断されるような状態にある人は、一般にひどい「怯え」を内面に体験しそこから逃れようと必死になっているように見えます。一見するところそのように見えないのは、その怯えの体験をそれとして外側に表出するほどの余裕すら持てないからです。そのような状態にある人に「おかしい」と言うことは、その人を抜け出しえない矛盾に追い込むことになりかねません。

もちろん、必ずそのようになるというわけではなく、信頼する上司や同僚の話であれば聞き入れる場合もあります。しかし、その際にも本人の心情を慮って、丁寧に対応するほうが良いのは確かです。

最後にもう一点だけ付け加えたいと思います。

先ほど医療関係者からの援助が必須であることに触れましたが、家族からの理解と援助が決定的に重要になるのも、この症状の特徴です。状態に応じたきめ細やかな対応や問題点を見据えた説得においても、さらには、人間的な結びつきの維持という点でも、本人を産み育ててきた歴史をもつ家族にしかできないことが多くあるからです。

Type 7

今日もまた厄介ごとが 待っている…

—— ここが 辛抱のしどころ？ ——

誰にでも、苦手に思う人があります。そんな人が身近に何人かはいるものです。しかしその苦手な人が仕事や日常生活でトラブルの種になっている場合、苦手というより困った人になります。

最近ではいろいろなタイプの困った人が話題になっていますが、ここで相談されている困った人は、「自分勝手としか言いようのない言動が目立ち、周りはそうした態度を改めてほしいと思っているのに本人には通じず、自己中心的で自己満足的な言動が変わらない」といった特徴をもつ人といえるでしょうか。

ＫＹ（空気が読めない）という若者ことばがありますが、ここでの困った人たちの特徴のひとつはまさに、ＫＹといえるようです。“周りに迷惑をかけても平然としている”“気遣いや心配りに気づかないか、気づいても当り前のような顔をしている”“話が通じない”“自分の主張にこだわり続ける”などの特徴をもつ同僚への対応に、困惑させられます。

一般的に、こうした困った人の身近にいると、こちらの気持がうまく伝わらないことや、相手の一方的な態度に、イライラして感情的になったり、無力感を感じてしまうなどで、自己嫌悪に陥ったり、心理的に消耗したりしがちです。

こうした人と一緒に仕事をしていくうえで大切なことのひとつは、自分自身が心理的に追い詰められないよう工夫することです。そのためには、相手の言動に振り回されないように注意することが必要です。それは相手の言動によって引き起こされた自分自身の感情に振り回されないということでもあります。相手の言動に短絡的に反応するのではなく、腹が立つときも、その気持から一歩距離をおき、目前の事態に即して「何が大切なことなのか」を見失わないようにすることです。

このことは、怒りを抑えつけなければならないということではなく、怒りの感情に支配されるのではなく、何に腹が立つのかを具体的に相手に伝える姿勢が大切だということです。理不尽さに気づかせようと怒りをぶつけても、あまり実りはないからです。どんな場合にも、怒りは怒りの連鎖を生むだけで、実りがないことが多いのですが、それでも私たちが自分にぶつけられた怒りの意味に気づき自分の言動を振り返ることができるのは、その前提に、怒りの意味を共有できる認識や共感があるからです。しかし困った人たちの特徴は、それらを共有することがむずかしいということなのです。

同じ理由で、遠回しの注意で相手が察してくれるのを期待するというのも、実りあるやり方とはいえません。いつまでも察してくれない相手に苛立ちが増すだけ、という結果に終わる可能性が高いのです。直面している事態に即して、こちらの意図や気持を具体的に伝えていくことが大切です。

また、こうした特徴をもつ人たちを理解していくうえで注意しておきたいのは、困った言動の背後に《人格障害》や《発達障害》の問題が潜んでいる場合があるということです。両者は異なった心の問題ですが、どちらも、その言動が周りを苛立て困惑させがちで、しかもそうした困った言動は、本人にとってはギリギリの努力の結果であることが少なくないのです。

《人格障害》は、「著しく偏った内的体験・行動が持続、特に情動制御や認知感情対人関係に問題があり、障害は個人的・社会的状況の広汎に広がっている」状態で、その状態が青年期に遡ることができる状態とされています〔DSM-Ⅳ-TR：アメリカ精神医学会『精神障害の診断と統計の手引』第四版 - 改訂版〕。状態によってＡ・Ｂ・Ｃのクラスターに分けられますが〔内容の概略については本書 170 頁を参照〕、いずれにしても本人は、外の世界との関係のつくりかたに悩まされています。たとえばクラスターＢのひとつで、最近話題になることが多い〈自己愛性人格障害〉は、自分を過大に評価し根拠のない万能感をもつなど、自己が誇大した状態です。誇大自己は過大な欲求や一方的な感情を周りに押しつけますが、当然、周りはそれを受け入れることができません。しかし誇大自己は受け入れてもらえない現実を認めようとしないので、現実との関わりは、困難に満ちたものになるのです。

《発達障害》は、中枢神経系の何らかの機能障害が推定される障害です〔それぞれの特徴の概略は 173 頁を参照〕。そのうち「広汎性発達障害」は社会的相互関係・コミュニケーション・想像力に問題をもち、対人関係に独特の困難さがありますが、重度の知的障害・極度の自閉性をもつ最重度の群から、知的能力は高く対人関係能力や社会性の奇妙さも親しく関わってみないとわからない程度という群までの「自閉的スペクトラム（自閉的連続体）」をなしています。軽度の例では、社会生活をおくり職業に就いて家庭を築いている人も少なくありません。それでも、周りと微妙な食違いを感じて「生き難さ」を感じていることが多いのです。

私たちの周りにいる困った人のなかには、こうした「人格障害」や「発達障害」の問題を抱えて「生き難さ」を感じながら努力して社会生活をおくっている人も少なくないと思われます。あるいは、そうした問題を抱えているとはいえないまでも、身近にいるどこか風変わりな困った人のなかには、「人格障害」や「発達障害」の人が抱えている「生き難さ」と似たような心の状態を抱えている場合があるのではないか、と考えられます。

そしてそのように考えると、その努力を支えながら、相手と自分の心が追い詰められない方法を探していく視点で、困った言動を見ていくことができるかもしれません。困った言動への感じ方や対応の仕方が変わってくるかもしれません。

振り返ってみれば、私たちは誰でも、誰かにとっての困った人になっているかもしれません。誰かに迷惑をかけたり手助けしてもらいながら、私たちは生きているのです。効率性や均質化した場の心地良さにとらわれ、困った言動は改めさせなければならない（あるいは排除しなければならない）とあせることは、「未知の可能性を孕む多様性」を切り捨てることにもつながります。違いを違いとして認め、愚痴をこぼしながらでも共存していける道を探していくことのほうが、実り多い道といえるのではないでしょうか。

個性に適さない仕事で精神的に追い詰めてしまわないような人事配置を可能にする「柔軟さ」が組織に求められますが、逆に、雇用の切り捨てが問題になる時代には、いつ誰が困った人として切り捨ての対象になるかわからない不透明さがあります。私たちは、困った人の問題を、自分自身の問題として柔軟に考えていく視点が必要なのだと思います。

もちろん職場は治療的な責任まで担うことはできませんし、困った人との関係のなかで自分自身が無理な責任を背負いこんで心理的に追い詰められるような事態は避けねばなりませんが、そのためにも、さまざまな個性と協働できる工夫を産み出せる、幅をもった人間力・組織力が求められる時代なのではないかと思われます。

Question 7-S

「うつ」のわりには意気盛んな部下がいる

一般社員の同僚Sさん（35歳・男性）は、大学進学時に文系を希望していたのにお父さんの意向で理系に進んだのだそうで、本人によれば、そのためずっと自己不全感をひきずっているとのことです。

そのせいか、この会社の前の数社で職場でうまくいかず退職を繰り返し、ここには大学のゼミの先生の口利きで入社しました。

Sさんは業務の基礎知識は心得ているものの、自ら判断し決断しないといけない局面になると強迫的となり、助けを借りないと処理できません。周りはSさんを傷つけぬよう黙って手助けしているのですが、Sさんにはそれを当然と感じているようなところがあります。いい気はしませんが、業務が滞ると困るので黙ってきました。

そのうちSさんは頻繁に年休を取るようになって、このままでは残日数がなくなってきています。精神科を受診して「うつ」の診断がついているようですが、定期的に受診して治療してはいないようです。そのようなことで、本来S

さんが分担する日常業務を他のメンバーが代行することも多く、負担感も増してきました。
　ところが、Ｓさんはそのような自分の状況を意に介していないようで、部内の定例会議には欠かさず出席し平気な顔で自信ありげに発言するし、部署の懇親会にも気嫌よく参加します。
　結果的に仕事は人に押しつけて、目立つことや楽しそうな機会は逃さない感じなのです。周りは違和感を感じるようになり、さすがに上司はＳさんの勤務態度を注意したのですが、逆に『自分のメンタルの不調が悪化したのは上司のせい、職場のせい、会社のせいだ』と主張し始めました。
　黙ってＳさんの手助けをしてきた同僚たちは唖然とさせられているのですが、上司はきっぱりとした対応ができず『いつかわかってくれる』と言うばかりで、Ｓさんは次第に職場内で、腫れものにさわるような存在として孤立してきました。
　それなのに彼は『平気で自分を傷つけた職場はおかしい』と主張しています。Ｓさんのことで職場の精神衛生は悪くなっています。

Advice 7-S

Ｓさんの言動は職場に奇妙な緊張感と不快感を生み出しています。メンタルの不調は「職場のせい、上司のせい」というＳさんの主張は、彼が決断を必要とする仕事で処理できなくなると黙って手助けしてきた周りの人にとって、腹にすえかねるものでしょう。きっぱり対応しない上司に腹を立てている人も、何も言えない自分に嫌気がさしている人もいるかもしれません。さまざまな思いを抱えつつ、押し黙ったまま、Ｓさんが非を悟ってくれることを願っているといった感じなのでしょうか。

しかし残念ながらＳさんは、物事がうまく運ばないことを自分の責任としてとらえることが難しいタイプの人のようです。たとえば転職を繰り返している自分の人生は、大学進学時に希望の進路を父に阻まれためての自己不全感が原因だと思っている、少なくとも人にそういう印象を与える話をしています。しかし、大学進学時から三十五歳の現在までにはすでに十七年の月日が流れています。希望の進路を選択させてもらえなかったことは、無念で傷つく体験であったにしろ、うまくやっていけないことを今もそのせいにしているのは、心理的な幼さを感じさせます。

「うまくいかないのは、父が背負い込ませた自己不全感のせい」で、「メンタルの不調が悪化したのは、職場のせい」、つまり「悪いのは周りで、自分は被害者」、Ｓさんはそう思い込んでいるかのようです。平気で会議に出て発言し、機嫌よく懇親会に顔を出すのは、図々しいというより、仕事を人に担ってもらっていることに気づかず、申し訳ないという意識が希薄だからだと思われます。

ところで、物事がうまくいかないことをすべて「周りのせい」にして、都合の悪い自分、嫌な自分を見ようとしない傾向がきわめて強い人たちのことを〈自己愛パーソナリティ〉といいます。思い込みの世界のなかで、自分は良きもの・完全なものと存在していて、その世界を脅かされないことが、何よりも大切な人たちです。自分の非を認めないのは、ずるいとか計算づくというより、その世界が壊れるのが怖いからなのです。だから、その思い込みの世界を壊してしまいそうな都合の悪い現実の出来事を否認してしまうのです。

なぜそのような世界にしがみつくのかについてはいろいろな理解の仕方がありますが、いずれにしても、「幼い時期に、自分が自信をもつに足る存在だと思える安心感を依存すべき大人の愛のなかで充分に育くむことができなかったため、思い込みの世界のなかで自分を完璧なものとし、その世界を壊さないようにすることで、自分を守っていくしかない」という心の状態を抱えている人たちだ、というとらえ方があります。つまり、身勝手さは、“壊れそうな自分の自信を守るための無意識の防衛”なのです。

そして、こうした傾向が極端になって「人格そのものの偏り」となり、社会的にも不適応を起こしている場合には、〈自己愛性人格障害〉と診断されることになります。そのような場合は、常識的に考えられる論理や共感を土台にした気持の通い合いを共有することがとても難しくなります。

相談された内容だけで断定的なことをいうのは避けなければなりませんが、Ｓさんは、こうした〈自己愛〉傾向がかなり強い人だと思われます。Ｓさんの身勝手さや無神経で失礼な態度は、「思い込みの世界のなかで誇大した自己を壊さないために、都合の悪い現実を排除しなければならない」というぎりぎりの言動なのかもしれません。Ｓさんにとって現実の世界での具体的な誰かは二の次のことで、批判は、思い込みの世界を壊さないためのいわばつっかい棒のようなものではないかと思われます。

したがって周りにいる人は、Ｓさんの言動について「自分がないがしろにされた、馬鹿にされた」などと過剰に反応し過ぎないのが懸命です。私たちは誰もがそれぞれにいろいろなコンプレックスを抱えていますから、Ｓさんのような人の言動にはいろいろな感情が刺激されますが、自分のなかに湧いてくる感情をしっかり見つめ、揺さぶられた自分の感情に振り回されないことが大切です。

同時に、Ｓさんは、思い込みの世界を壊さずに済むように周りを見ているために、客観的な現実がまっすぐに見えていないかもしれません。そのため、困った言動は、事実に即して具体的に個別に伝えていく姿勢が大切だと思われます。また、負担が大きすぎる状態に追い込まない配慮も必要でしょう。感情的な嫌悪や怒りを向けられたり不安にさらされたりする状況は、Ｓさんをますます防衛的にして、自分勝手な言動に追い込むかもしれません。反対に、具体的な指摘によって「自分がマイナスに評価されたり責められているわけではなく、望ましい方法の手掛かりが提示されているのだ」と理解されれば、Ｓさんがもっている現実的な能力がよりよく動き出す余地も生まれるでしょう。

Question 7-t

「いいところどり」の同僚に振り回されて

同僚Tさん（27歳・女性）の件で悩んでいます。Tさんは大学院を出ていて、わたしより二歳年上、同期入社で今の部署に一緒に配属されました。Tさんは華やかな雰囲気、明るくポジティブな人で、初めわたしには少し憧れるような気持もありました。

けれど、同僚として一緒に仕事をしているうちに、Tさんのやりかたに、だんだん我慢できなくなってきたのです。そのことを彼女にはっきりと示すことができず、そんな自分が情けなくなってきています。

Tさんの仕事のしかたは、料理でたとえるなら、面倒な下ごしらえはうまく避けてなんにもせず、味つけや盛りつけになるとなぜか中心にいる、みたいな感じ。そして出来上がりへの称賛はTさんに集まってる、みたいな具合。メニューを考えたり調理したりしてないのに、自分の力で出来たみたいな顔をして、自分が称賛を受けるのは当然といった風に華やかに微笑んでいます。その笑顔にわたしはつい引き込まれてしまうのですが、実際に料理をしたわたしたちへの配慮などは微塵も感じられません。
　そんなTさんの態度をみんな嫌がっているのですが、彼女は全く気づいてません。たまに気づいているのかなと思っても『みんな、私にやきもち妬いているのね』なんて自信ありげに言うのです。
　でも、自分に実力がないことを実はわかっているのか、ときどき機嫌をとるかのようにクッキーを持ってきて職場のみんなに配ったりします。だけど、どんなに有名な店のものかをふれて回るから、ありがたがって食べないといけないといった具合。結局、なにをしてもTさんが褒められる状況にならないと収まらない感じです。
　たしかにTさんは、旅行でおそろいのお土産を買ってきてくれたり、うれしいこともあるのですが、気がつくとわたしはいつの間にか、Tさんの気嫌を損なわないように召使か乳母のような役割をしているような気がしてくるのです。このままずっとTさんに引きずられていくのかと思うと、職場に行くのが憂鬱で困っています。

Advice 7-t

いつも周りから称賛される状態にいることに熱心なＴさんは、Ｓさんと同じように自己愛的な傾向が相当に強い人のようです。Ｔさんの場合は「自分は特別な存在で、当然、周りも自分をそのように見ている」という思い込みがとても強く、その思い込みをそのまま現実の世界で生きることに熱心なところが特徴のようです。現実の体験の支えによって思い込みの世界を守っているかのようです。

Ｔさんにとって大切なのは、自分が特別の存在であるという「思い込みの世界」が壊されないことであり、そのために現実でも、特別な存在として生きていることが必要なのでしょう。地味な仕事は人に押しつけ、成果は自分の力によるかのように振る舞って称賛を集めるＴさんは、そういう態度が、一緒に仕事をしている同僚から顰蹙を買うことなどには、無頓着です。特別な自分にふさわしくない現実の出来事は、否認され、排除されてしまうのでしょう。批判でさえＴさんの耳には自分への羨望の声として聞こえるようです。Ｔさんは、現実のリアリティの側から自分の思い込みを振り返り吟味するのではなく、自分の思い込みに合わせて現実を生きているのです。

そのような世界で生きているＴさんにとって、あこがれの気持で自分を見てくれた相談者は、自分の思い込みを現実の世界に実現してくれる存在です。そのような意味で、Ｔさんにとって相談者はとても大切な存在だといえます。相談者の現実の姿に親しみを感じているからではなく、思い込みの世界を共有し一緒に生きてくれる存在として大切なのでしょう。「思い込みの世界を生きる人と、その世界を共有し共に生きる」という関係を典型的にあらわしているものとして、ドンキホーテとサンチョパンサの関係がたとえられますが、Ｔさんは、ドンキホーテの世界に巻き込まれてその夢を支え続けたサンチョパンサのような役割を、相談者に託しているのかもしれません。

しかし相談者はＴさんの言動に違和感を感じ、Ｔさんの思い込みに巻き込まれた状況を抜け出したいと思い始めています。それは相談者の心の健康さのあらわれといえるでしょう。Ｔさんの思い込みの世界を永遠に一緒に生きることはできない以上、Ｔさんから距離をとっていくことが必要です。

それはＴさんにとって、思い込みの世界が揺るがされるショックな出来事でしょう。もしかしたら、うつ状態になってしまう可能性も、否定できませんが、致し方ないことと割り切るしかないでしょう。相談者に限らず、誰もＴさんと「ドンキホーテとサンチョパンサ」のようには生きていけない以上、Ｔさんがいつかは直面しなければならないショックなのですから。

そして、もしうつ状態になった場合には、Ｔさんの心のケアは専門家に委ねられるよう配慮してあげましょう。相談者は、当事者的位置から離れ、脇からそっと見守る距離にいることが大切です。

Question 7-u

「状況改善」しようとしない同僚を放っておけず

同僚のUさん（39歳・男性）は大学院修了後、技術職で働き、一年前の会社の再編による人事で、私のいる部署に配属されました。それまでは定式化された内容の仕事を分担する部署にいたそうです。

しばらくするとUさんは『大規模な設備を扱う現在の業務には合わない』『働く意欲がなくなった』と言ってくるようになりました。やがて体調不良を伴う出社拒否を訴え、近くの医院でうつの診断を受けたとのことです。

私はUさんの再三の訴えに対応しきれず、社内のメンタルヘルス相談室に行くよう勧めました。しかし彼は相変わらず『この業務は合わない』と言ってきます。

どうも、今の部署に馴染んでいく努力をするとか、上司に相談するなど、自分から状況を改善しようとする姿勢が希薄です。どうやらカウンセラーにも「職場への働きかけ」を求めているばかりのようです。

Uさんが元の部署に戻れさえすれば解決するのではと、上司に相談してみたのですが、社内全体の人事配置による移動なので不可能とのこと。それをUさんにも伝えて「今の部署でなんとか努力したらどうか。応援する」とも話したのですが、納得してもらえません。相変わらず『業務が合わない』ばかりで同じことの繰り返しです。

これだけ一対一で話してきたのに心が触れ合う感じがせず、同僚として打ち解けた親しい感じにはならないのです。そこのところが、Uさんと話していて疲れてしまう理由のひとつかもしれません。

それでもUさんは他に話せる同僚もいないようで、今では周りの同僚も上司もなんとなく、Uさんのことは私に任せておこうという雰囲気です。彼のことで多くのエネルギーを使っていて、感謝されてもいいくらいだと思うのですが、Uさんはそんなことには全く無頓着で、『業務が合わない』の一点張りです。

「何なんだ！」と腹が立ってくることさえあるのですが、彼の妙な気まじめさを思うと放っておけない気もして、Uさんと上司との板ばさみで、解決の方法も見えず困っています。

*A*dvice 7-*u*

先のTさんは一方的に「いまの仕事は自分に合わない」という言い分を繰り返していました。周りの事情や思惑に無頓着なところはSさんやTさんとよく似ていますが、SさんやTさんとは違って、Uさんには、自分を周りにアピールしようとする自己顕示的なところはみられないようです。逆にUさんは、周りとの関係をもとうとする気持が希薄なようで、あまり親しいとも思っていなかった相談者との関係だけを頼りにしているようです。しかしその相談者とのあいだにも、心を通い合わせ親しみを感じ合うような関係をつくっていこうとする意欲が、あるのかないのか、わかりません。

Uさんは「現在の部署での仕事内容は自分に合わない」と考え、強い不適応感をもっているようです。しかし、その訴え方は少し稚拙な感じがします。

たとえば直接上司に相談することはせず、そう親しいともいえなかった同僚に一方的な訴えを繰り返しています。愚痴を聞いてもらって憂さ晴らしをするということであれば、サラリーマンによくある行動として理解できますが、Uさんの場合、そうでもないようで、相談者は「Uさんとのあいだに打ち解けて心触れ合う関係が生じてこない」と感じているようです。

また、サラリーマンであれば誰にでも「自分には合わない」と感じる部署に配属される事態は起こり得るわけで、普通は、文句を言いつつ何とか新しい場所に馴染んでいこうと努力するのでしょうが、Uさんの場合は、そうした努力をしようとする柔軟な姿勢がなく、「合わない」ということにこだわり続けているようです。
もともとUさんは、以前にいた部署では定式化された内容の仕事を分担し、自分が担当する部分をきちんと処理していくという仕事をこなしていたようです。不適応感が高まってきたのは、大規模な設備の全体を見通しながら設備を扱っていく今の部署にきてからのようで、こうした仕事はUさんには苦手なことだったのでしょう。
このように見ていくと、人との関係が希薄で一方的なこと、定式化されていない仕事が苦手なこと、状況に合わせた柔軟性がないこと、こだわりが強いことなど、Uさんの特徴は《発達障害》と診断される人たちのなかの〈自閉的スペクトラム（連続体）〉に位置づけられる人がもつ特徴を感じさせる面があります。

そして、そのように考えると、Uさんが「移動の要望を相談者が実現してくれる」と思って繰り返し訴えているのだとしたら、相談者も「自分には処理できない問題だ」と繰り返しUさんに伝えることが必要でしょう。
ただし、Uさんは「合わない」と訴えつつも出勤して仕事をしているようで、そのことから、次のようなことも考えられます。
つまり、人との関係をつくることが苦手なUさんにとって「合わない」という内容ではあっても、仕事に関する話題は他者と共有しやすい話題であり、その意味で「合わない」という話題が相談者との関係の絆になっているのかもしれません。
また、「合わない」ということにこだわり続けているのは、自分のいちばん良いかたちでの仕事が出来ていないことに対して

「良いかたちで仕事がしたい」と思うUさんなりの仕事への誠意のあらわれといえるかもしれません。

相談者は、自分が事態の解決を図らねばならないと考えると苦しくなりますが、そう急いで考え過ぎないで（それは無理なことなのですから）、「合わない」と訴えるUさんに気長に付き合っていくのも、ひとつの方法だと思われます。

Type 8

人間関係の渦 葛藤のさざ波…

―― 学校という小舟に 舵はきかず？ ――

耐え忍ぶことの 学び舎にて

Introduction **8**

学校という場は、崇高な理念や善意に支えられた牧歌的な場所であるというイメージを、誰もが抱いてきたと思われます。たとえ、俗世間の風がどんなに冷たく、嵐が吹き荒れていようとも、学校という「砦」の中だけは温かく、まっとうな筋道が保たれているというような、そんな郷愁に彩られた期待があったのではないでしょうか？

長いあいだ、学校は「聖なる場所」とまでは言えないにしても、少なくとも「世俗」からは一線を画していたと考えられます。それは、心身ともに成長の途上にある子どもたちを育む場として当然のことといえましょう。

ところが、現在、学校現場は、子どもにとっても、教師にとっても、時には「神経戦の戦場」とまで評されるような、過酷な場所になっていると言わざるを得ません（もちろん、昔ながらの温かさと平穏を保っている学校もあるでしょうが……）。

精神的な疾患で休職する公立学校の教師の数は、この十五年、増加を続け、平成十九年度には約五千人を数えています。われわれ心理臨床に携わる者は、これまで、学校現場で悩む子どもたちの問題をとりあげ、それに対する有効な支援の方法を探ってきました。その際、教師は共に手を携えて子どもたちの問題に取り組む「頼もしい仲間」であると考えてきました。しかし、その仲間たちが、過労とストレスで疲弊し、心身の不調をきたしたり、行動面の問題を生じたりしている現況を、しっかりと見つめることが不可欠な時期に来ていると考えられます。ここでは学校を、教師にとっての「職場」という視点から捉え、そこでのさまざまな悩みについて対応策を探ってみたいと思います。

そのまえに、周知のことかもしれませんが、現在のような学校制度が我が国の歴史のなかでどのように位置づけられてきたかを、ごく簡単に振り返っておきましょう〔大山泰宏「『学級文化』の成り立ちと変遷」木之下隆夫・菅佐和子編『クラスに悩む子どもたち』157-202頁、人文書院、2004年〕。

江戸時代には、武士の子弟は藩校で学び、それ以外の子どもたちは寺子屋で読み書き・算盤などの実学を身につけました。もちろん、寺子屋に通えるのはある程度の経済力を備えた階層の子どもだけで、貧困層の子どもは字を習うことさえできなかったわけです。

明治維新後、新しい政府は欧米列強に追いつくため、国民全体の教育水準を上げることを目指して、欧米にならった近代的な学校制度をつくりました。それは、日本のどこに住んでも、誰もが同じような校舎の中で、同じような教材、同じような教え方による教育が受けられるという点で、まことに画期的なものでした。最も効率のよい教授法として「輸入」されたのが、同じ年齢の子どもを一室に集めて「学級」をつくり、「知識伝達型の一斉授業」を行うというやり方でした。集団の統率を保つためには、身体の動きもコントロールしなければなりません。「起立・礼・着席」といった号令に従って皆が一斉に同じ行動をとれるような訓練が行われたわけです。教師は、子どもたちの指導者として、無条件に敬意を払われる存在であったといえます。子どもはすべて、学校の中のどこかの「学級」に所属し、一日の大半をそこで過ごして「一斉授業」を受ける、という形態は、その後の約百五十年間、基本的には変わることなく続いてきたといえます。

その間、我が国は、急速に国力を高め、悲惨な戦争を体験しながら経済大国への道をひた走ってきました。それに伴い、地域社会も家庭のありようも大きく変化したにもかかわらず、この学校（学級）制度、学校（学級）文化だけは、驚くほど変わっていないといわれています。

この学校制度は、同時に、社会への登竜門の役割を果たしてきました。たとえ貧しい階層の子どもであっても、本人の能力次第で「立身出世」の道が開かれたからです。かつては、貧困層の家庭に生まれた子どもは、教育を受ける機会もなく、親と同じような人生を歩むしかなかったのが、初めて、別の人生を切り拓く可能性が出てきたわけです。彼らにとって学業は上昇のための唯一の手段となり、親は貧しい暮らしをさらに切り詰めてでも、子どもを学校にやろうとしたのは当然のことといえるでしょう。

昔を知る世代の高齢者にとっては「なに不自由なく学校へ通えるのは、たいへん幸せなこと」だという強い思いがあります。そのため、自分の孫がこれという合理的な理由なく「不登校」になった場合、そのことをどうしても受け容れられず、家庭内でトラブルが生じるというケースも数多くみられたものです。

いわゆる「学歴」が社会的上昇のための道となれば、すでに上の階層にいる家庭の子弟も、今度は、社会的に下降しないために「学歴」を確保しなければなりません。とにかく、誰もが「学歴」という同じバスに乗り遅れないために一斉に走りつづけることになったわけです。

誰もが社会的に有利な場所につながるバスに乗ろうとしても、バスの座席に限りがある以上、当然、乗れない人も出てきます。本当は、「もし、自分が一生懸命に走ってもバスに乗れなかったときには、どのように別の生き方を選びとるのか」を、誰もが冷静に考えておくことが必要なはずです。どんな場合にも「次善の策」を講じておくのは当り前のことですから。しかし現実には、そのバスに乗る以外には充実した人生はないかのような風潮が、親と子を追い立てているように思えます。

「勝ち組／負け組」「将来の職業選択の幅を広げるために、とりあえず学歴を身につけよう」といった言葉が流布しています。「“負け組”にならないためには、そのバスに乗るしかない」という考えを刷り込まれた子どもたちが集まる学校とは、表面は楽しそうに見えたとしても、その底流には「競争意識」や「緊張感」が存在しているといえるのではないでしょうか。

そのようなピリピリした場で、早々にバスに乗ることを諦めてしまった子は、心理的には「場外」に追いやられているようなものであり、自分の存在価値を実感することもできないのではないかと案じられます。彼ら彼女らが、荒れたり不貞腐れたりするのも、無理からぬことに思えます。また、成績のよい子は、それを維持しなければならず、「クラスメートこそライバル」といったストレスにさらされ、こころの「鎧」を脱ぐひまもないことが懸念されます。

このような場を指導・監督しなければならないのですから、教師のストレスが増大するのも当然かもしれません。

教職に就くためには、自分自身も「バスに乗り遅れないように」ひたすら走りつづけてきた、生真面目な人が多いと推測されます。しかも、「教師」に対する世間のイメージや期待は、時代がどのように変わろうとも、昔ながらのものがあるので、常に「教師」としての役割仮面を身につけていなければなりません。そのうえ、その役割仮面さえ付けていれば無条件に敬意を表されるという時代でもなくなってしまったようです。役割仮面を脱ぐことは許されない、しかし、役割仮面さえつけていれば一目置かれるわけでもない、これでは、「ひとり損」のような気がしてきます。

そのような状況のもとで、職場ストレスに押しつぶされないようにするためにはどうすればよいか、事例を通して考えてみたいと思います。

Question 8-v

問題のしわ寄せに押しつぶされそうな教育相談主任から

わたくしVは中学校教員（45歳・女性）です。いまの勤務校には三年前に赴任しました。現在「教育相談主任」という役目を担っております。

この学校はいわゆる「荒れた学校」で、いじめ・非行・怠学はいうまでもなく、心身の不調、広汎性発達障害、不登校など、問題がつぎつぎに浮上してきます。

ところが、どうも管理職に問題意識が乏しく、「事なかれ主義」が目につくせいか、教師間の協力体制が出来ておらず、一人ひとりの教師が目の前の問題に振り回され、バタバタしています。

そして、なにか問題が起こるたびに相談を持ち込まれ、対応策を考えるのが、わたくしの仕事なのです。もちろん、スクールカウンセラーに、生徒や保護者のカウンセリングをお願いしたり、わたくし自身や養護教諭へのアドバイスを求めたりしてはしておりますが、週一日ではとても時間が足りず、ましてや、教育現場のことをよくご存じでない若いスクールカウンセラーの方などは、正直なところ、あまり頼りになりません。

わたくしはこれまで、教育相談の研修を何度か受けましたが、体系的に学んだことはなく、どのように対応すればよいかわからないことも多く、毎日、緊張の連続で、ほとほと疲れてしまいました。

最近は、朝、出勤しようと思うと、頭痛がしてきます。人事異動を期待しても、あと数年は動けそうにありません。わたくしは、いったい、どうすればよいのでしょうか？

Advice 8-v

学校のなかには、比較的平穏で落ちついた学校も、さまざまな問題を抱えた困難校といわれる学校もあります。赴任する学校によって、教師のストレスにも差があって当然といえましょう。相談者のＶさんは、困難校といわれる学校で、教育相談主任という重責を担っています。そのような学校であれば、本来は、学校を挙げての取り組み態勢が整えられていなければなりません。教師間の意思の疎通、連携、協力が不可欠であるからです。

ところが、残念なことに、この学校では管理職の関心が乏しく、「事なかれ主義」のためか、必要な態勢が整っていないようです。そのため、一人ひとりの教師が、困ったときには教育相談主任のＶさんのところに援助を求めに来ることになり、そのたびにＶさんも右往左往せざるを得ません。

組織というのはどこでも、管理職がどちらを向いているかで、その雰囲気は大きく異なってきます。管理職が自分たちの仕事に関心を示してくれ、「いざというときに味方になって守ってくれる」と感じることができれば、たいていの人は安心して仕事に打ち込み、力を発揮できるようです。ところが、管理職が無関心でそっぽを向いていると、みるみる士気は下がっていくように思われます。

たとえば、ある管理職が教育相談やメンタルヘルスに関心が高く、それを推奨したために教師の士気も高まり、画期的な取り組みができたとします。ところが、その管理職が退任したり異動したりして、およそやる気のない管理職が後任として赴任すると、しっかりした態勢ができていたはずなのに、かつての盛り上がりは、幻のごとく消えてしまうということも珍しくないようです。「悪貨が良貨を駆逐する」というのは、どうしようもない世の習いなのかもしれません。私たちは、上に立つ人に導かれ評価されなければ、自分の信じる道を歩むこともできないのでしょうか？　自分の評価を高めることにつながらない、陽の当たらない仕事には頑張る気がおきないのも人の常かもしれませんが……。

おそらくは自己保身に長けた「事なかれ主義」の管理職のもとで、お互いの協力体制すら組めない教師たちは、困ったときには担当主任である相談者に頼ってくるようです。それは、Ｖさんの力量と人柄が信頼に値すると思われているからでしょう。しかし、Ｖさんとて万能ではありえません。教育相談の研修を受けたことはあっても、それだけで充分に対応ができるほど甘い仕事でないことは、衆目の一致するところです。それどころか、誰が担当しても手に余るような仕事なのです。すべてを自分ひとりの「あたま・こころ・からだ」で受けとめていては、いつかは燃え尽きてしまうことが目に見えています。しかし、教師間の連携を呼びかけても、管理職のバックアップがないところへ自主的に多数の人が集まることは、すぐには期待できないでしょう。

Ｖさんは、まず「自分ひとりの責任で何とか事態を収拾しなければいけない」という考えを捨てることから始めてはいかがでしょうか。とりあえず、学外のどこかに、頼りになる助言者や、お互いに「知恵の出しあい・貰いあい」ができる仲間を見つけましょう。

そういう人脈がない場合は、それこそスクール・カウンセラーを「情報源」として活用してはいかがでしょうか？　そのカウンセラーが若くて経験の乏しい人であったとしても、その恩師や先輩など、人脈はあるはずです。そういう経験豊富な人につないでもらい、コンサルテーションや事例検討の場を確保することは、きっと可能だと思われます。

「校外にそういう場をもっても、校内の問題には直接には役立たない」といわれるかもしれませんが、そのような「なにかのときに知恵を借りられる場」があるのとないのとでは、自分の安定感が異なります。切迫した気持が少しでも楽になれば、校内での対応にもゆとりが出てくるはずです。

そのうえで、「校内での連携を、出来るところから始める」という道も開かれてくるのではないでしょうか。ひとりで頑張ろうとせず、まず、肩の荷を分け持ってくれそうな人材を探し、つながろうではありませんか。

Question 8-w

親に追い詰められる若い担任を守りたい学年主任から

私は、小学校三年生の学年主任（40歳・男性）をしています。

最近「モンスター・ペアレント」という言葉がよく聞かれるようになりました。私の勤務する小学校は、新興住宅地を校区に持ち、核家族が多く、地域社会の伝統が根づいた風土ではありません。そのため、保護者から学校に対する過剰なまでの欲求が目立ち、何かあるたびに学校へ電話がかかってきます。

家庭や地域で対応するのが当然と思われる事柄まで、「学校の責任でなんとかせよ」という論調です。うっかり断ったりしようものなら、学校批判が携帯メールを通して保護者のあいだに広まって、教育委員会や文部科学省、マスコミなどへの訴えにさえ事が膨らみます。そんなことをしても、問題が解決するわけではないのですが……。

また、最近では高学歴の保護者も多く、インターネットを通して情報収集も容易なので、教師以上に詳しい知識を身につけ、教師を言い負かそうとするタイプの保護者も多くなりました。

子どもの前でも教師を馬鹿にしたような言葉を発するので、子どもも教師の言うことをきかなくなるようです。

クラスにそのような保護者がいると、他の保護者もそれに追随して担任を追い詰めるかたちになりやすく、経験の浅い若い担任など、うつ状態になって休職や退職に追い込まれることが珍しくありません。

最近も着任二年目の教師Wさん（24歳・女性）が「モンスター」たちの餌食になってしまっています。どうすれば、Wさんのような若い担任教師を支えることができるでしょうか？

Advice 8-w

近年、我が国の社会では、人間関係がギスギスし、「権利の主張」と「他罰傾向」が増大しているといわれています。それらは、黙って泣き寝入りしないためには必要な態度であることは確かです。しかし、お互いにそればかりを繰り返していると、人間関係はそれこそ「神経戦の戦場」と化してしまい、殺伐としたものになることは火を見るより明らかです。

そのなかで、居場所をなくし、敗北感・絶望感にさいなまれた人は、黙って自分だけがこの世を去っていくとは限りません。行きずりの他者を巻き込んでの重大事件の多発には、セーフティー・ネットの不備なままに、「競争」と「自己責任」ばかりが強調されてきたことのツケが回ってきているような気がしてなりません。

人は、自分の気持にゆとりがあり、希望があり、他者のぬくもりを感じているときには、それほど攻撃的・他罰的にならずに済むようです。それらがなくて、むしゃくしゃしているとき、やり場のない不満を抱えているとき、長いあいだ孤独感や孤立感を抱いているとき、ちょっとしたことで攻撃性が爆発してしまうようです。

そういうとき、まず対象となるのは、関係が悪化してもさほど困らない相手、手厳しいしっぺ返しをしてこない相手が選ばれるのが普通です。無意識的にせよ、そういう判断がなされているようにみえます。

以前は「学校に不満があっても、子どもを人質に取られているので、我慢するしかない」という保護者の言葉をよく耳にしたものです。現在でも、同じようにじっと我慢している子どもや保護者は決して少なくないでしょうが、遠慮せずに批判の声を上げる保護者が多くなったことが注目を集めているわけです。

その批判のなかには、学校側が耳を傾けるべきものも多く含まれていると思われます。そういう声を学校がきちんと受け止めていれば、これほど保護者の怒りがエスカレートすることはなかっただろうに……といったケースも多いと推察されます。

しかし、批判されると、反省する前に防衛的になるのも人間の常です。相手が伝えようとしていることを過不足なく理解したうえで、説明すべきことは条理を尽くして説明し、謝るべきことがあるなら率直に謝るという姿勢を示せば、相手の気持も治まることが期待されます。ところが、そもそも相手が何を訴えているのかが汲み取れなかったり、自分の側の非を認めると責任問題になりかねないため、最初から防衛的な態度で切り抜けようとすると、相手の怒りはエスカレートしていきます。あるいは、失望して、こころを閉ざしてしまいます。その点は、充分に留意していただきたいと思います。

しかし、保護者のなかには、学校に向けるのは筋違いと思われるような、「自分の内部にたまった、怒りや恨みつらみ」のはけ口を、無意識的に学校に求めている場合も珍しくないようです。そのような怒りや恨みのはけ口として、学校や病院や役所などは、攻撃しがいがあると同時に、手ひどい報復はされないという安全な対象であるといえましょう。

自分で戦っても勝ち目がないような場合は、攻める側は、相手を統括する上位機関やマスコミに訴えて、圧力をかけさせようとする動きも、珍しくありません。誰もが普通は、わずらわしい裁判など避けて通りたいと思っているので、「法律に訴える」という言葉もたしかに威力を発揮します。結局、誰もが「水戸黄門」の「印籠」を求めているのでしょうか……。

子どもの親のなかには、保護者である以前に「自分の処理しきれていない“コドモごころ”に振り回されて暴走しているオトナ」も含まれているのではないでしょうか。教師は、あくまでも子どもにとっての指導者であり、親のお世話係ではないはずです。しかし、「満たされていないために脱却できないコドモごころ」を抱えたままの親が多くなっていることを、事実として認識し、その親にどう対応すれば子どもの利益につながるかを模索するしかないように思います。

若くて経験の浅い教師のWさんに、そこまでの許容量を求めるのは酷なことです。学校全体での取り組みが必要と考えられます。

保護者からの攻撃にさらされ、疲労困憊しているWさんには、先輩教師がまず「添え木」としてサポート役になることが望まれます。「内部に温かいサポート体制があれば、外からの攻撃には耐えられるが、内部で孤立していると、もう耐えきれない」という悲痛な声を耳にすることがあります。

多忙な学校現場で、若い同僚に行き届いたサポートを続けることは、並大抵のことではありません。しかし、まず「どうしても“モンスター・ペアレント”になってしまう保護者の心理」について理解を深める学習を、スクール・カウンセラーなどにも呼びかけ、ご一緒に始めてみてはいかがでしょうか。

また、それでもどうしようもない場合（相手の攻撃が限界を超える場合や、相手が法的手段に訴えるというような場合）には、学校側も毅然とした対応が必要になります。そうしなければ、エスカレートした攻撃性が収まらないケースもあるようです。そういうときに法律的な相談に乗ってもらえる弁護士との連携など、これこそ管理職が考えるべきことでしょう。そういうバックアップがあると、Wさんのような若い教師の頑張る力も湧いてくことが期待されます。

ただ、忘れてはならないことは、「厄介なことはさっさとその道のプロに委ねる」という方針が確立すると、本来は耳を傾けるべき相手の“声”にまで耳を傾けなくなりがちなことです。そうならないために、教師として、まず情理を尽くした対応をすることを念頭に置きたいものですね。

Question 8-x

熱意があだになった同僚を苦境から救いたい養護教諭から

わたしは中学校の養護教諭（36歳・女性）です。このところ、生徒の相談だけでなく、同僚教師の相談に乗る機会も多くなってきています。

そのうちの一人であるX先生（32歳・男性）が、いま、危機に瀕しておられます。彼は、教育に熱意をもった教師で、授業のほかに体育系の部活顧問として朝から晩まで、生徒の相手をしていました。わたしも、そうした生徒への対応について相談を受けたことも何度かあります。

そんなX先生ですので、生徒たちからもたいそう慕われていたのですが、最近、ある女子グループ（二年生）から、突如として「セクハラ教師」としてやり玉に挙げられたのです。その女子グループは、何と申しますか、家庭環境の複雑な生徒が多く、親と喧嘩して家出を繰り返したり、夜遅くまで盛り場で遊んでいて補導されたりといった問題行動の目立つグループでした。

そんな彼女たちに、X先生は親身になって関わっていたのですが、そのうちに、グループの一人に「セクハラ行為」をしたということで、一転して激しい批判にさらされることになったのです。

そうなってしまうと、校内の管理職や同僚からも「難しい歳ごろの女子生徒に、独身男性である教師が、無防備に深入りしすぎたのではないか」との声も上がり、X先生は現在、四面楚歌の状態にあります。

もちろん、彼は否定しており、わたしも「濡れ衣」ではないかと思うのですが、生徒たちは強硬に「被害」を訴えつづけており、事実関係は藪の中です。

このままでは、最悪の場合、X先生は辞職するしかなくなるのではないかと思われます。なにか、打つ手はないものでしょうか？

Advice 8-x

セクハラが絡む問題は、ほんとうに対応が難しいですね。もし実際にそのような行為があったのなら、その男性教師X先生をかばうことは困難であろうと思われます。しかし、もしそれが「濡れ衣」であったなら、そのX先生にはたいへん気の毒なことになります。

いずれにせよ、事実関係を明らかにしなければならないので、たとえば相談者のような、女子生徒が話をしやすいような女性教師が、じっくり話を聞いてみることが大切ではないかと思います。彼女たちが、何を訴えたいのか本音で語ることができれば、気持の整理につながるのではないでしょうか。

思春期というのは、性ホルモンの成熟により、身体内部で生殖機能が熟成する時期です。それまでの子どもとしての中性的存在から、性を帯びた存在へと変身するわけですから、自己像も揺れ動きます。見た目のきれいな男性に憧れ、追いかけたりする一方、むき出しの男性性と出会うと、嫌悪感や恐怖感が湧き上がってくるようです。しかも、忌避しつつもそれを刺激することで「怖いもの見たさ」の楽しみや、何らかの利益を得ようとする心理も無きにしもあらずです。

ここからはまったくの推測にすぎませんが、家庭環境に恵まれない彼女たちは、熱心に関わってくれる男性教師X先生に、理想的な父親や兄代理の役割を期待していたことでしょう。そこには、性的な要素が微塵も混入しては困るはずでした。それにもかかわらず、思春期の心理とはアマノジャクな傾向があるようで、どこかで相手の性的な部分を引き出すような働きかけを（無意識的にせよ）していたのかもしれません。「蛇」が出たら困るのに、「藪」を見たら突つきたくなるのです。そして、本当に「蛇」が出てきたら、恐れ、嫌悪し、怒り狂うわけです。だからこそ、どのように「藪」をつつかれても「蛇」は顔を出してはいけないのですが……。

また別の推測もできないわけではありません。それには、精神分析でいう「感情転移」という概念を知っておく必要があります。彼女たちは、熱心に関わってくれる教師を信頼し、理想的な父親や兄のイメージを投げかけていたのかもしれません。教師は理想化され、しばらくは良好な関係が続きます。しかし、そうすると気持はどんどん「幼い子ども」に戻ってしまい、相手に求めるものが非現実的に膨らんでいきます。家族関係に満たされない人ほど、「理想的な親の無限の愛にくるまれて安心しきっている赤ちゃん」になりたいと、無意識のうちに願っていることが多いのです。そして、期待した相手が、それをかなえてくれないとわかると、一転して、相手への怒りや恨みが湧き起こり、自分でも収拾がつかなくなってしまうのです。このような“こころのドラマ”は、理性を越えて起こってしまうものです。

他者のこころに深くかかわらざるを得ない精神科医や臨床心理士は、フロイト以来、「この凄まじいドラマのなかでどう生き残るか」「このドラマを相手の成長の糧としてどう役立てるか」に取り組まざるを得ませんでした。そういう認識のないまま、熱意や善意だけで相手に深く関わったがために、このドラマに巻き込まれ、振り回される人は後を絶たないといえましょう。こちらにそのつもりがなくても“ドラマの登場人物”にさせられるのですから。疑惑を向けられている同僚にも、このような思春期心性を説明してあげることは、役に立つのではないでしょうか。そうでなければ、彼は生徒たちの言動の意味がわからず混乱するばかりだろうと思います。

同僚たちの指摘は、冷たいようですが、あながち的外れでもないと思われます。今回の事態は、X先生にとっての大きな「試練」かもしれません。この「試練」に押しつぶされず乗り越えてくださることを祈っています。

ここに書いたことは、あくまでも推測であり、一般論にすぎません。 ただ、こういう知識も備えておいていただければ、「転ばぬ先の杖」になるかもしれないと思い、思い切って書かせていただきました。

総　論

関連論考 ①

若手労働者の心

関連論考 ②

人格障害と発達障害

関連論考 ③

職場のなかのモラル・ハラスメント

総括提題

メンタルヘルス不調者激増の社会的背景とその対策

付　録

職場のメンタルヘルスに関する法的な視点

関連論考 ①

若手労働者の心

——30代のメンタルヘルス不全者の増加をふまえて——

相澤 直樹

増加する30代労働者のメンタルヘルス問題

近年、メンタルヘルス不全をうったえる労働者が増加している。そのようななか、いくつかの調査研究が若手労働者層、とくに30代におけるメンタルヘルス不全者の増加を報告している。

たとえば財団法人労務行政研究所〔2008年〕は、上場企業とそれに匹敵する規模を有する企業を対象としたアンケート調査のなかで、メンタルヘルス不調者の増減傾向をたずねるとともに、とくに増加が目立つ年代層について回答を求めている。

その結果、メンタルヘルス不調者の全体的な増加傾向が示されたとともに、とくに目立つ年代層として30代と答える企業が多くみられたことを報告している。2005年の同調査と比較しても、30代におけるメンタル不調者の増加を報告する企業が増えていることがわかる〔表参照〕。

	メンタルヘルス不全者の増減傾向**				
	増加	横ばい	減少	その他	分からない
2005年	**52.0**	18.9	1.8	3.3	24.0
2008年	**55.2**	24.6	2.8	3.2	14.1
	特に増加が目立つ年代層（複数回答）**				
	20代	30代	40代	50代	関係なし
2005年	27.6	**39.6**	18.7	5.2	34.3
2008年	41.2	**51.9**	19.1	0.8	25.2

最近3年間におけるメンタルヘルス不調者の増減傾向*

＊(財)労働行政研究所（2005).「最新メンタルヘルス対策」『労政時報　3652号』、ならびに、同（2008).「最新調査―メンタルヘルス対策」『労政時報　3725号』をもとに一部抜粋し作成した。
＊＊上記資料には「事業規模別」「業種（製造業・非製造業）別」の集計値も掲載されているが、本表では「規模計」のみを掲載した。

また、財団法人社会経済生産性本部メンタル・ヘルス研究所〔2004年〕の「産業人メンタルヘルス白書」にも同様の調査が報告されている。そこでは、心の病の最も多い年代層として30代をあげる企業が全体で約半数〔49.3%〕を占めている。

以上の調査は実数把握ではなくあくまで労務担当者などの所感をまとめたものであるが、おおむね実情を反映しているとみてよいであろう。それでは、なぜこのような出来事が生じてきているのだろうか。

30代労働者を取り巻く社会状況

前出の社会経済生産性本部メンタル・ヘルス研究所は、2004年度の調査のなかでこの現象に着目し、同時に実施していたＪＭＩ健康調査尺度の得点の推移（1993年と2003年の比較）から、この年代の労働者をとりまく状況を分析している。以下ではその分析結果を参考に、30代労働者をとりまく職場環境について考察してみよう。

同調査は、「仕事への負担感」が30代において顕著に増加していたことを報告している。ただし、「身体的な負担感」をたずねる項目には大きな差は見られず、「心理的な疲労」や「ゆとりのなさ」、つまり心理的負担を問う項目で大きな差がみられた。

この点からは、現代的な職場環境の変化、つまり、近年の業績主義の導入とそれによる競争意識の高まり、あるいは、新規採用の縮小による大幅な人員削減などが、若手労働者の心理的負担を増大させている現状を知ることができる。あるいは、従来的な上司・部下、あるいは同僚仲間などの人間関係が希薄化し、職場外での結びつきが失われることが、職場におけるゆとりのなさや余裕のなさとして体験されているのかもしれない。

次に同調査は、「将来への希望」の低下が30代において目立ってみられたことを報告している。とくに質問項目のなかでは「定年後の生活への不安」を問うもので目立った増加が見受けられた。この点では、昨今とりざたされている年金問題や少子高齢化の現状が、密接に関係しているものと思われる。

ただ、以上の結果は、老後の生活も含む将来全般に対する不安の一端と理解するほうが、ただしいのではないだろうか。従来型の年功序列・終身雇用型の雇用形態の崩壊、能力主義・個人キャリア志向型の雇用形態への移行、現在の慢性的な経済不況などの要因が折り重なって、全般的な将来への不安感を高めているものと思われる。

最後の点としては「評価への満足感」の低下があげられている。尺度得点の変化をみるかぎり、これは必ずしも30代に限定されるものではなく、むしろ40代や50代のほうが大幅に低下しているようにもみうけられる。このことは、近年の評価主義の導入に対して、30 代の労働者にとどまらず多くの年代層が何らかの戸惑いを体験していることを示している。従来の制度に最もなじんできた年代層が中高年であることを思うと、40 代 50 代の労働者がこの新たな変化にもっとも顕著な満足感の低下を示したことも納得できる。それとともに 30 代労働者も戸惑いを感じているものと思われる。

人生周期における 30 代

以上のように、30 代のメンタルヘルス不調者増加の背景には、今日的な職場環境の変化が潜んでいるものと思われる。しかし、このような変化はすべての労働者に多かれ少なかれ影響を及ぼすものであり、「なぜ 30 代なのか？」という疑問は残る。この点については、以下にのべる人生周期との関係を考えれば、いま少し明らかになると思われる。

精神科医である辻悟〔2008 年〕は永年の臨床治療実践から、人間のこころの成熟を「問題を意識することのない」幼若な心性（辻はこれを「原体験」とよんでいる）から「必要な問題を認識し対処することができる」自立したこころの営みが樹立される過程として理解する視座を提示し、こころの問題を、その幼若な心性が問題事態から生じる葛藤を忌避することの現れとして詳細に論じている。そして、この葛藤をはらむ問題事態を惹起するひとつの契機として、人生周期の課題を概観している。

そのなかで辻〔2008 年〕は、思春期青年期に人生周期の課題のもっとも大きな節目が訪れることを指摘し、その課題を「自覚と自立を問われる成人の時期」に向かうこととしている。そして 30

歳はおおむね、20歳からの自立に向けた現実への取り組みの「実質化が問われる」時期にあたるとしている。以下では、この30代の人生周期の課題について、統計的資料の助けをかりて具体的に示してみたい。

統計資料にみる30代の実像

次に示すのは、年齢階層別の完全失業者数の経年変化〔総務省統計局・政策総括官・統計研修所ウェブサイト：http://www.stat.go.jp/index.htm〕と、同じく年齢階層別の離職率の経年変化〔厚生労働省統計表データベース：http://wwwdbtk.mhlw.go.jp/toukei/index.html〕をグラフ化したものである〔一部修正〕。完全失業者数には、アルバイトやパート勤務者、家事従事者は含まれていないため、完全なものとはいえないまでも、現在仕事についていない人の動向を示す参考とすることができる。また一方、

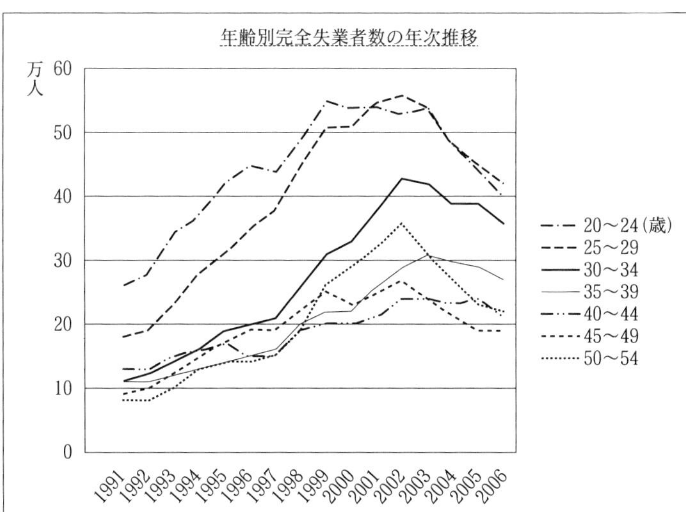

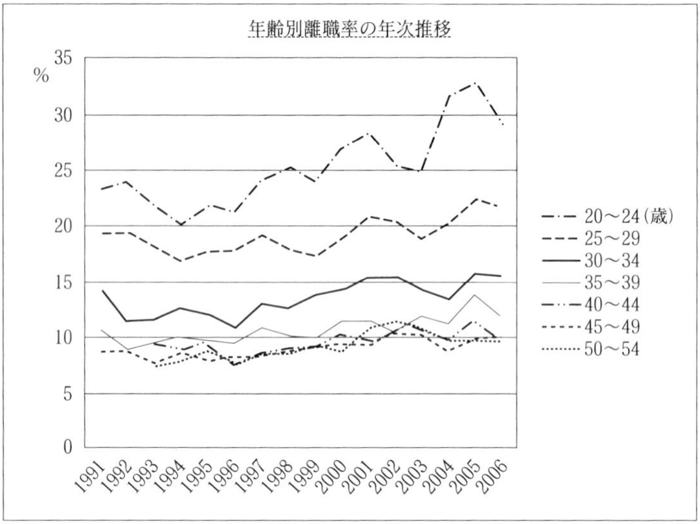

離職者統計のなかでは、離職にいたる理由や離職後の動向についての情報は加味されていないが、就業している者の移動の状況を示す参考とすることができる。

この二つのグラフにははっきりと共通点がある。

各年代層の関係をみてみると、いずれも20代がきわだって高い値を示しており、それが40代前半にかけて年代が上がるにつれて低下している。それと同時に、40代以降の年代層のグラフはちょうどひとつの束をつくるようなかたちで、もっとも低い値のグラフを形成しており、実質的にそれらの年代で違いがほとんどないことがわかる。そして、そのあいだで30代前半が、ちょうど20歳代と40歳代以降の年代層の中間にあるような位置にあって、30代後半になると、グラフは40代以降の束のなかに含まれることになっている。

以上の特徴は、就職するにしても離職・転職するにしても30

代のとくに前半の時期が最後の移行期となっていることを示している。

また、経年的変化についてみると、以下のようなことがいえる。

いずれのグラフにおいても、1991年の時点とくらべるとほぼ右肩上がりの傾向を示し、近年の全体的な失業者の増加、離職者・転職者の増加に対応している。そして、完全失業者数のほうに目を向けると、その右肩上がりの傾斜が若い年代層ほど極端になり、経年的に20代と40歳以降の年代との差異が拡大する結果となっている。このことは、先ほどの30代の最後の移行期になって何らかのかたちで就業の状態に移行する人の数が以前に比べて増加しつつあることを示唆するものと考えられる（ただし、2003年以降はほぼすべての年代層で減少に転じており、必ずしもこの解釈があてはまらないかもしれない）。

以上の特徴を総括すると、職業生活の側面からみた30代の特徴として、以下のことがいえそうである。

つまり、現代の日本社会では20代は、成人期とはいえ、就職にしても転職にしてある程度の自由が許されている。それが30代後半以降は、職業上の移動が最も困難な時期に入ってくる。その狭間にあって30代の人々は、否応なく何らかのかたちでの職業決定を迫られることとなっている。このことが辻〔2008年〕の述べている「実質が問われる」ことの職業生活面での実像であると考えられる。現代的な変化としては、30代になって何らかの職業に就く人が増えてきている点があげられる。そのような人々は就業の経験そのものが少ないと思われるので、経験不足なままにいきなり決定的な仕事につくようになる、つまり、いきなり「実質が問われる」状況に向き合わざるを得ないのである。

冒頭に述べた30代のメンタル不調者の増加は、前述した職場環境の現代的な変化にくわえ、ここで述べた30代特有の人生周期の課題、ならびに、そこに関わる現代的な変化などが積み重なって生じてきているものと考えられる。

増加する若年者労働者の「うつ病」

以上の大枠での30代の特徴をふまえて、以下では30代メンタルヘルスの諸相についていくつか述べてみたい。それらは主に筆者の臨床経験から得られた印象にもとづくものである。ただ、筆者の産業メンタルヘルスの分野での経験はまだまだ限られたものであり、必ずしも確定的なものとまではいえない（この点については産業カウンセラーであり臨床心理士の松本よし子〔1993年〕がより豊富な経験を著作にまとめているので、興味のある方は是非ご一読いただきたい）。

最近、若年労働者の「うつ病」が増加しているといわれている。この点については、奥田良子〔2008年〕が職場メンタルヘルスとの関係で現代のうつ病の変化として「軽症化」と「慢性化」を指摘し、その特徴を論じている。それによると、従来型のうつ病とは訴えの内容やその後の経過がかなり異なり、従来型のうつ病治療の指針となっている休養と薬剤による改善が困難であるとされる。これは著者の実感とも一致するものである。

ただ、これをもって単純に「うつ病」というひとつの病が増加したとみなすのは早計であると思われる。たとえば、背景には、最近医療の分野を中心に「うつ病」の診断名が広くもちいられるようになったこと、あるいは、労災認定との関係で「うつ病」がひろく一般に認知されるようになってきていることなどが関係しているかもしれない。

したがって、今日的なうつ病増加の全体像をはっきりととらえることは必ずしも容易ではないものの、具体的な対応については以下の点を留意しておく必要があると思われる。

普通、うつ病については、休養と薬による治療が有効であるとされている。それは若手労働者についてもあてはまる場合が多く、最初に休養を与えるとともに精神科クリニックなどの受診をすすめることは必須であるといえる。しかし、前述のとおり、それが必ずしも功を奏しない場合があることも確かである。当人は「休養し薬を飲んでいれば自然と、こころのしんどさがとれるだろう」と期待し、一方で自分のことを振り返り対策を立てるなどの自主的な取り組みをおこなおうとしない。結果的に休職と復職を繰り返す状態になってしまうなどの状態になるのである。

そのような場合には、適宜、本人の過度の負担にならないように配慮しながらも、職場関係者との面談、精神科医・カウンセラーとのカウンセリングなどを通じて、当人が自分の現状と今後について考える場を設けることが必要になってくると思われる。

仕事への不満の訴えについて

筆者の経験では、メンタルヘルス不全を訴える若手労働者のなかには、仕事や職場への不平・不満を訴える人が少なくない。具体的にいえば、「いまの仕事は自分に合わない」「職場の人間関係が合わない」「仕事にやりがいが感じられない」「今の仕事に意味が感じられない」などである。いうまでもなく、近年の若手労働者をとりまく職場環境はたいへん厳しいものであり、仕事に意味ややりがいが感じられないといった訴えは、無理からぬことといえるかもしれない。

一般に上記のような訴えが聞かれた場合、職場環境の調整がひとつの有力な解決策になる。多くの産業メンタルヘルスの問題が、職種や職場の人間関係との軋轢により生じることが知られている。とくに職場の移動、昇進、業種の変更などのあとに、本人がメンタルヘルス不調を訴えだした場合には、充分に配慮が必要であると思われる。そのような場合には、職場の状況や本人の希望なども考慮に入れつつ、配置の転換や職種の変更などの調整が求められる。

一方で、以上のような対応が適切に問題解決につながるとは思えないメンタルヘルス不調者がいることも事実である。たとえば、配置転換が困難であることが明らかであるにもかかわらず「仕事が合わない」ことを理由に長期の休職状態を継続している人、充分な休暇期間後に復職をしても「仕事にやりがいが感じられない」と積極的に仕事をこなそうとしない人。そのような場合、表面的な言葉の意味どおり受け取るよりも、その背景にある本人の姿勢を含めて見直すべきである。

素直に考えてみても、「仕事が合わない」「やりがいが感じられない」という問題に直面した場合には、その事態に対する対応責任の一端は当人自身に求められる。もし転勤や配属転換がかなわないのであれば、転職や再就職を考えるか、それが困難であるならば、合わない仕事に自分を合わしていくか、やりがいの感じられない仕事にはやりがいをみいだしていくかであろう。

上記のケースでは、そのような当人自身の主体的な対応がはたらいていないといった問題が関係してくるのである。主体的な対応の重要さが認識されている場合には、「納得できない職場環境」は、必ずしも直接的に当人が担う仕事そのものへの責任を減免することには結びつかないはずである。程度の差はあれ、現実が当人の思いどおりに進むことはありえない。その軋轢をクリアするためには、その人自身が自ら考え納得する姿勢を身につける以外にはないといえる。

30代労働者のメンタルヘルスについて

以上、昨今の30代労働者のメンタルヘルスについて、いくつか考えられることを述べてきた。この年代がかかえる問題は、今日的な社会状況をうけて非常に複雑化しているように感じられる。その全体像を一人ひとりの場合にまで照らしてとらえることはかなり困難である。それと同時に、この年代のメンタルヘルス問題に対する解決策も、個々人によってさまざまである。したがって援助する側も、そのような柔軟な視点をもって対応することが望ましいように思われる。

参考文献

労務行政研究所編集部「最新調査――メンタルヘルス対策」『労政時報』第3725号、Pp. 2-27、2008年。

労務行政研究所編集部「最新メンタルヘルス対策」『労政時報』第3652号、Pp. 2-23、2004年。

社会経済生産性本部メンタル・ヘルス研究所編『産業人メンタルヘルス白書』財団法人社会経済生産性本部、2004年。

辻悟『治療精神医学の実践――こころのホームとアウェイ』創元社、2008年。

松本よし子『わたしのこころへ―ある臨床心理士の心の記録』日本評論社、1993年。

奥田良子「第5章：JMI電話相談から見た働く人のメンタルヘルス――最近の相談内容の傾向」『労経ファイル』No. 484、Pp. 29-34、2008年。

関連論考 ②

人格障害と発達障害

播磨 俊子

はじめに

ここでは、対人関係上のトラブルを考えていくうえで配慮すべき、いくつかの精神病理的な問題に触れておきたいと思う。とりあげるのは“独特の認知や性格の偏りをもっているために、対人関係や仕事上で、周りと摩擦を生じやすい人たち”、すなわち《人格障害》と《発達障害》の問題についてである。

《人格障害》と《発達障害》は異なる診断基準をもつ別々の症状群で、一緒に論じることはできないものの、日常感覚としては、“一方的で勝手な思い込みが強い”“気持が共有しにくい”“場違いな振舞いが多い”“理解する力はあるはずなのに、うまく話し合えない”など、いっしょに仕事をすることが難しかったり、穏やかな人間関係を持続していくことが難しかったりするなどの点で、似た面がある。また、どちらも、周りの困惑や迷惑など意に介していないように見えるが、実は、本人なりに周りとの関係に一所懸命努力し、うまくいかない自分に生きづらさを感じているのである。

《人格障害》も《発達障害》も、一つの診断単位ではなく、個別の診断名をもついくつかの下位カテゴリーに分かれている。診断は、それぞれ個別の診断基準に基づき専門医によって慎重になされるもので、目につく言動によって安意にレッテル貼りをするようなことは許されないことである。

しかし、対人関係上の混乱の背後には《人格障害》や《発達障害》の問題が潜んでいることもあるため、そうしたこころの状態を知っておくことは、無用な混乱を避ける助けになることがある。さらには、障害を抱えながら頑張っている人たちと協働していく工夫を共に見つけていくためには、そうした障害について理解する手掛かりをもつことが一歩になるといえる。

以下、2000年改訂のアメリカ精神医学会編『精神障害の診断と統計の手引 - 第四版 - 改訂版』〔DSM-Ⅳ-TR〕にしたがって、《人格障害》と《発達障害》について見ていきたいと思う。ただしここでは状態のアウトラインしか述べられないので、それぞれの文末に、状態像の特徴や対応について読みやすく書かれた本を挙げることにする。

人格障害

《人格障害》は Personality Disorder の訳である。2000年改訂の DSM-Ⅳ-TR の日本語版からはパーソナリティ障害と訳されているが、ここでは人格障害と記していく。

《人格障害》は「著しく偏った内的体験・行動が持続しており、それは認知・感情・対人関係・情動制御の領域で、個人的・社会的状況の幅広い範囲に広がって」おり、その状態が青年期に遡ることができる状態である〔DSM-Ⅳ-TR〕。そして、そのために社会への適応不全が生じ、本人は苦しみ、周りも困っている状態である。

《人格障害》には、その状態の特徴によって、診断基準（診断名）が異なる10のカテゴリーがあり、それらはA・B・Cの三つのクラスターにまとめられている。

クラスターA

奇妙で風変わりな行動が目立ち、対人的な関わりから遠ざかった状態が特徴的で、①不信感・猜疑心が強い「妄想性人格障害」、②感情が平板で他者への関心が希薄な「統合失調症質人格障害」、③言動が奇妙で対人関係の親密さを避ける「統合失調症型人格障害」を含んでいる。

クラスターB

感情的で移り気、自己中心的な思い込みや衝動性が特徴で、④わざとらしい感情表現や人の注意を集めようとする派手な言動が目立つ「演技性人格障害」、⑤自分を特別と思う誇大性、注目と称賛を求め他者からの無関心に落ち込みや怒りみせる「自己愛性人格障害」、⑥感情や対人関係が不安定で、見捨てられ不安が強く、しばしば自傷的な衝動的行動に走る「境界性人格障害」、⑦他者の権利を無視・侵害する暴力的・衝動的な反社会的行動を起こしやすく、罪悪感の乏しい「反社会性人格障害」を含んでいる。

クラスターC

不安と恐怖の感情が強く内向的な点が特徴で、⑧失敗を恐れ、不安や緊張が強く、消極的で引きこもりがちな「回避性人格障害」、⑨世話を求める過剰な欲求や他者への迎合・しがみつき・分離不安が強い「依存性人格障害」、⑩秩序に固執し完全主義で柔軟性に欠け、時々の状況に即した判断ができず優柔不断な「強迫性人格障害」を含んでいる。

特定のタイプの診断名がつく場合にも、部分的には他のタイプの特徴も併せ持っていることが多いといわれる。また、どの診断基準も完全には満たさないものの、複数の《人格障害》の特徴がある場合には「その他」として分類される。

《人格障害》の原因はまだよくわかっていない。親との関係が重視されてきたが、脳の器質的・機能的問題や遺伝的問題などの生物学的要因も指摘されるようになり、また、時代の精神・文化的風土も無関係ではないという社会・文化的要因の指摘もあり、現在は、いくつかの要因が重なって青年期にあらわれてくる性格上の偏りと考えられている。

性格の偏りからくる困った言動は、一方的に「悪」と見なして常識や倫理でもって改善を迫っても、あまり実りはない。なぜなら、本人にも自覚されないままの彼らなりにやむにやまれぬ心理的な必然があるからである。そうした心理的な特徴を理解するうえでは、従来からの精神分析学派の諸説が助けになる。

タイプよって差はあるものの、《人格障害》は、強い不安やうつ状態のときには投薬で対処的処置を受けながら、心理療法を続けることによって、生き難さ感がある程度軽減され、偏りの程度が穏やかになり社会的不適応も改善していく例も少なくない。ただ、長い時間が必要なので、本人も周りもあせらないことが肝要である。

――参考になる本――
市橋秀夫監修『パーソナリティ障害（人格障害）のことがよくわかる本』講談社、2006年。
岡田尊司『パーソナリティ障害がわかる本』法研、2006年。
磯部潮『人格障害かもしれない』光文社新書、2003年。

発達障害

《発達障害》という用語は、あいまいなまま使用されている面があるが、2005年4月1日に施行された発達障害者支援法では「自閉症、アスペルガー症候群その他の広範性発達障害、学習障害、注意欠陥多動性障害その他これに類する脳機能の障害であってその症状が通常低年齢において発現する」障害と定義されている。

このうち「広汎性発達障害」の広汎とは、脳の機能の生得的な問題が発達に広汎な影響を及ぼすという意味で、DSM-Ⅳ-TRでは「自閉性障害」「レット障害」「小児期崩壊性障害」「アスペルガー障害」「特定不能の広汎性発達障害」の四つの下位カテゴリーに分けられている。また「学習障害」（以下LD：Learning Disorder）も「算数障害」「書字表出障害」「特定不能の学習障害」の下位カテゴリーに分けられている。よく知られている「注意欠陥多動性障害」（以下ADHD：Attention-Deficit/Hyperactivity Disorder）は、注意欠陥および破壊的行動障害のなかの下位カテゴリーの一つである。

「広汎性発達障害」のなかで、広義にはIQ70以上、狭義には85以上を「高機能」といい、高機能で自閉の程度が軽い場合は、親しくなければ障害はほとんど気づかれないことも少なくない。職場で生じる《発達障害》にまつわる問題は、こうした「高機能広汎性発達障害」（高機能の自閉症、アスペルガー障害、特定不能の広汎性発達障害）や「ADHD」の問題であることが多いと思われる。以下、そのアウトラインを見ていくことにする。

「広汎性発達障害」では、認知や行動に独特の問題があらわれる。

その特徴の一つが「社会性の障害」で、人への関心が乏しく、情緒的相互性が欠如している。目を合わせにくく、他者の気持や場の状況が読めず、人との関わりが難しいなどである。

二つめは「コミュニケーションの障害」で、言葉がうまく使えない、あるいは独特の言葉づかいや一方的な話し方をするなど。「アスペルガー症候群」の場合は多弁といえるほどにおしゃべりだったりするが、その話は、相互性に乏しく一方的である。

三つめは「想像力の弱さ」で、特定の物事に強くこだわり、執着的な行動や興味が目立ったり、思考に柔軟性がなく、普段の生活秩序が乱されると混乱してり落ち着いていられなくなる、などが生じる。

以上の特徴のほかに、知覚過敏の問題が指摘され、また「聞く」より「見る」ことによる理解のほうが優位であるといわれる。

「ADHD」は「衝動性・不注意・多動性」が特徴である。

「衝動性」とは、刺激に対していわば無条件に反射的に反応してしまう、欲求や思ったこと・感じたことをすぐ行動や言葉にしてしまうなど、行動のコントロール・自己抑制が難しいという特徴である。

「不注意」とは、注意力を自分の意志で必要な間だけ持続させることが難しいという特徴である。すぐに気が散り、作業が持続しない。

「多動性」とは、子どもでは教室で席にじっとしていられないなどとして現れるが、大人になると、絶えず足を組み換えたり、指でコツコツ机を叩くなど、目立たない行動に置き換わるといわれる。こうした特徴のため、本人に意欲や社交性があっても、持続的に一つの課題に取り組んだり優先順位をつけずに思いつくまま行動したり、整理整頓することが苦手であったり、約束が守れなかったりしがちで、そのため職種によっては致命的な欠点になってしまう。

「LD」は、特定の学力が知能に見合わない程度に著しく落ち込む症候群で、教育現場から生まれた教育用語 Learning Disability（学習障害）と、DSM-Ⅳ-TR の医学用語 Learning Disorder（学習障害）が共に LD であらわされる。大人になり、落ち込んでいる能力をたとえば計算器で補うなどによって、特に問題なく職業人としてやっていけることは少なくないものの、「広汎性発達障害」や「ADHD」など他の障害に重なっていることも少なくない。

以上、《発達障害》の中心的な症候群の特徴をみてきたが、いずれの場合も〈二次的障害〉が大きな問題になる。

〈二次的障害〉とは、本来的な障害による生きづらさが原因となって、劣等感や情緒的な混乱、うつなど、新たな生きづらさが重なってくることである。“発達障害”の場合、風変わりな言動は幼児期からあらわれ、本人は頑張っていても、周りの期待とズレた行動や結果になることがしばしばある。

見た目には障害がわからないために、わがまま・意欲がない・性格が悪いなどと誤解され、叱られたり馬鹿にされたりすることが起こりがちである。自尊心が傷つき、無能力感にとらわれ、不安や不信感が拡大し、〈二次的障害〉がつくられる。対人的・社会的な不適応は拡大し、情緒的な混乱やうつなどが症状化される。《人格障害》の人のなかには、《発達障害》に気づかれないまま青年期になった発達障害児が含まれると指摘されている。

〈二次的障害〉は、周りとの摩擦から生じるストレスによってつくられる。障害が正しく理解され、弱点をカバーする方法が工夫できれば、円滑に社会生活できる力をもっているわけなので、周りからの配慮が求められる。

――参考になる本――
佐々木正美・梅永雄二『大人のアスペルガー症候群』講談社、2009年。
田中康雄『軽度発達障害』金剛出版、1008年。
デイヴィド・サダース M. D 他（田中康雄監修・海輪由香子訳）『おとなの ADHD』VOICE、2001年。

関連論考 ③

職場のなかのモラル・ハラスメント

菅 佐和子

はじめに

法律では罪に問われないことでも、人間として許されないことがある。筆者はこのように感じ続けている。身近な他者のこころを、意図的か否かは別にして、執拗に傷つけ、追い詰めていくことは、まさにそれに相当する。しかも、ひと度その被害者になってしまうと、周囲からの助けはほとんど期待できないのが現実である。

職場においても、個人が心理的に傷つけられ悩まされながら、その苦しみに「市民権」が与えられない現象が数え切れないほど存在している。

上司から部下への《パワー・ハラスメント》や、性的な嫌がらせとしての《セクシャル・ハラスメント》という概念は、実態はともかくとして、ようやく「市民権」を得つつあるように見える。しかし、職位の上下がなく、性的ニュアンスも含まれていないかたちで、同僚のこころを傷つけ、追い詰めていく現象に対しては、「どこにでもあること」として見過ごされるのが常ではないだろうか。

われわれカウンセラーのもとには、そのような悩みが数多く持ち込まれてくる。われわれの仕事の“目的”は、「被害を受けている個人が、その苦痛に押しつぶされることなく、自ら解決策を見出していくのを支援する」ことであるのかもしれない。しかし、カウンセラーがその個人の内的なプロセスだけに専念するためには、現実的な危機介入や環境調整を図ってくれる“別の部門”がしっかり機能していることが前提であろう。

ところが、「明白なパワー・ハラスメントにもセクシャル・ハラスメントにも相当しないような、心理的圧迫」の訴えをとりあげて対処してくれる部門など、組織のなかにはほとんど存在しないのが実情ではないか。また、組織のなかに“相談窓口”が設営されている場合も、当の相談担当者から『一応、お話は聞きますが……』『まぁ、話を聞くことで、ご本人の気持ちが落ち着けば、それでいいのですよ』などという説明を耳にすることもある。これでは何の支援にもならないと疑問を感じるのは、筆者だけではないであろう。せっかく勇気を出して相談に行っても、このような対応をされれば、毎日が針の筵に座っているような被害者なら、失望と怒りと孤立無援感を増幅させるだけではないか。

カウンセラーとして、また組織のなかで働く者として、日頃からこのような問題に頭を悩ませていた筆者にとって、「天窓からの一筋の光」に思えたのが《モラル・ハラスメント》という概念であった。そこで、本稿においては、それについてとりあげてみたい。

モラル・ハラスメントとは

《モラル・ハラスメント》とは、精神的な暴力を意味する。この概念を世界中に広め、事態を認識させる契機になったのが、フランスの精神科医であるマリー＝フランス・イルゴイエンヌの著書であった[(1)]。彼女は、著書の冒頭でこのように述べている。

「人間関係のなかにはお互いに刺激を与える良い関係もあれば、モラル・ハラスメント（精神的な暴力）を通じて、ある人間が別の人間を深く傷つけ、心理的に破壊してしまうような恐ろしい関係もある。精神的に痛めつけることによって、相手を精神病に導いたり、自殺に追い込んだりすることは決して難しいことではないのだ。それほど激しいものではなくても、夫婦や家族、職場やそのほかの社会生活のなかで、私たちはさまざまなレベルで精神的な暴力、すなわちモラル・ハラスメントの暴力が振るわれているのを目撃している。だが、残念なことに、私たちの社会は肉体的な攻撃を加えないこういった暴力に対して目をつぶりがちである。」

筆者は、この言葉に深く頷かずにはいられないのである。

それでは、加害者はどのようなタイプの人間が多いのか？　著者は、加害者について「自己愛的な性格が〈変質的〉な段階にまで高まってしまった人間である。自分の身を守るために、他人の精神を平気で破壊する。しかも、それを続けていかないと生きていくことができない」と述べている。このような性格の持ち主は、自分のことを特別に優れた存在だと思い込み、常に他者からの称賛を求めている。それが得られなければ、空しくて耐えられず、他者は、そのためにだけ利用する存在である。そもそも、他者の気持ちへの共感性には欠けており、自分にないものを持っている他者への羨望の念が強いのが特徴であるという。

著者はさらに、モラル・ハラスメントの加害者すなわち〈自己愛的な変質者〉は、自分の内部に「空洞」をかかえていると指摘する。「幼い頃に深く傷つけられたという経験から、モラル・ハラスメントの加害者は自己実現（自己の理想を達成すること）ができない。そこで、自己実現をはかっている他人、それができるものを持っている他人を羨望の目で見つめることになる。その羨望は結局は破壊に向かう」。筆者自身、このようなケースに何例も遭遇してきたので、この指摘によって、文字どおり、目から鱗が落ちる思いがしたのである。

職場におけるモラル・ハラスメント

著者は、このような《モラル・ハラスメント》の温床として「家庭」と「職場」を挙げている。いずれも、人が身近な他者とともに長い時間を過ごす場所であり、そう簡単に立ち去ることのできない場所である（このなかで、夫婦間のドメスティック・バイオレンスや子どもに対する児童虐待は、もっとも深刻な問題であるが、本書のテーマは「職場」であるので、ここでは触れない）。

「職場」における《モラル・ハラスメント》は、上司から部下、同僚どうし、部下から上司へと、あらゆる関係において生じる。その具体的方法は「直接的なコミュニケーションを拒否する、相手を認めない態度をとる、相手の評判を落とす、相手を孤立させる、嫌がらせをする、相手を挑発して非難する口実をつくる」など、多岐にわたっている。これらの行為によって、標的とされた被害者は、どんどん追い詰められ、不安が高まり、次第に泥沼にはまっていくのである。

「職場」は「家庭」と違って、つねに第三者の眼にさらされる場所である。そこで、このような陰湿な行為がおこなわれたなら、すぐさま“第三者”が介入して行き過ぎを正してくれればよい。しかし、残念ながらそれが期待できないのが現実である。これは、学校における子どものイジメと同じである。

「このモラル・ハラスメントはいったん姿を現すと、まるで機械のように動きはじめ、あらゆるものを打ち砕いていく。情けもなければ容赦もない。きわめて非人間的な現象である。まわりの人間は、保身から、あるいは恐怖から、この現象から遠ざかろうとする。誰かがモラル・ハラスメントの被害を受けていても、見てみぬふりをするのだ。だが、一度、モラル・ハラスメントの攻撃が始まってしまったら、当事者以外の人間がよほど積極的に介入しないかぎり、その動きは決して止まらない。」
「いっぽう、モラル・ハラスメントの場になった企業のほうは、たとえそれが水平的なものであっても――すなわち同僚が同僚を攻撃するようなものであっても、その状態に介入しようとはしない。そういった問題には目をつぶるか、あるいは、見てみないふりをするのだ。[略] だが、モラル・ハラスメントを防ぐためには、それが進行している過程で、誰かがまっとうなやり方で介入してくれればよかったのだ！　そうすれば、モラル・ハラスメントはそこで終わっていたはずなのである。[1]」

このような現実のなかで、被害者は、早期に人事異動によって逃げられなければ、こころを病んで休職するか、あきらめて退職するしか道がないことが多い。いずれの場合も、深く傷つき消耗しきっているので、被害者どうしで団結して訴えの声を上げることもできないのは、無理からぬことであろう。

しかし、皆が沈黙しているだけでは、この現象に歯止めはかからないのである。

モラル・ハラスメントを防ぐために

《モラル・ハラスメント》の加害者は、上記のように、決して本当に強い人でも恵まれた人々でもないようである。そのような人々が、いわば自分が生き残るため、容赦なく身近な他者を食い物にする現象に対して、どのような防衛策があるのだろうか。

著者は、被害者へのアドバイスとして、このような具体策を提示している[(1)]。

「まず、モラル・ハラスメントであることを認識する。企業のなかに助力を求める。休職。冷静さを保つ。証拠となるような資料を集める。法律に訴える。」

「自分が追い込まれている状況がモラル・ハラスメントである」という認識をもつためには、この《モラル・ハラスメント》という概念を知っておくことが必要である。1998 年に刊行された著者の本は、フランスで 50 週連続ベストセラー・リストに入り、世界 13ヵ国で翻訳される大ヒットとなり、続編も著されている[(2)]。しかし筆者は迂闊なことに、その存在を最近まで知らずにいた。もっと早く読んでおけばと、悔やむことしきりであるが、ぜひ、さらに多くの方に読んでいただきたいと切に願うばかりである。

また著者は、《モラル・ハラスメント》の被害を防ぐために、次のように提言している[(1)]。

「産業医は重要な役割を担っている。」
「企業の経営者を教育して、収益性ばかりでなく人間性を大切にすることも考えてもらう必要がある。」
「労働組合の責任者に対しても教育を行って、人間関係を調整する方法を学んでもらう必要がある。」
「社内の規則や労働協約のなかにモラル・ハラスメントの被害から社員を守る条項が付け加えられるのが望ましい。」
「メディアの果たす役割も重要である。」

これらは、まことに妥当な提言であり、我が国においても早急に実行されるべきことであろう。なお、フランスでは、この書物が起爆剤になり、2002年に労働法のなかに《モラル・ハラスメント》を規制する条文が取り入れられ、刑法にも罰則の規定が設けられるようになった。《モラル・ハラスメント》を防止する法律の制定はヨーロッパの趨勢となっているという[(2)]。

引用文献
(1)マリー＝フランス・イルゴイエンヌ『モラル・ハラスメント――人を傷つけずにはいられない』高野優訳、紀伊国屋書店、1999年。
(2)マリー＝フランス・イルゴイエンヌ『モラル・ハラスメントが人も会社もダメにする』高野優訳、紀伊国屋書店、2003年。

総括提題

メンタルヘルス不調者激増の社会的背景とその対策

住田 竹男

社会構造の変化とメンタルヘルス
――時代的背景――

“メンタルヘルス”という言葉が世間一般に広く社会的認知を得るようになってきたのは、ここ十数年のことであろう。いまや「うつ病」は流行語の感さえする。このことは、それだけ「こころの病い」が激増してきていることを反映している。企業・公官庁（役所）・教育現場など、あらゆる組織において増加してきているのが現状である。その原因はどこにあるのか？

言い古された表現を借りるならば、企業組織であるなら、経済のグローバル化にともなう競争の激化とリストラの進行など、あるいは社会全般についていえば、バブル崩壊後の長期の不況によるストレス要因の増加となるであろう。しかしながら、このような表層的思考は、問題の本質からはほど遠いと言わざるを得ない。

二十世紀後半から二十一世紀初頭にかけて、日本社会でどのような社会的変化が起こったのか？　それを精査することが本質に迫る第一歩であろう。なぜなら“メンタルヘルス”の問題は、企業組織や社会の健全度を反映する鏡と考えられるからである。

さて、2008年10月、その二十世紀後半から二十一世紀初頭にかけての日本の変化の結末と、日本と世界の今後の大転換を予想させる出来事が起こった。

10月28日、前場・東京証券取引所の「日経平均株価」は一時、ザラバ（取引時間中）で6994円の値を付け、大引けで7000円台に戻したのである。この値は二十六年ぶりの安値水準で、1982年当時の水準をつけたことになる。このことは、この間の約二十六年に及ぶ社会経済の流れが、市場によって否定されたことを意味している。

では、1982年頃から何が始まったのか？　1981年1月20日、アメリカ大統領にロナルド・レーガンが就任。彼の経済政策は「レーガノミクス」といわれる「市場原理主義・小さな政府」路線であり、折しも1980年代より顕著になり始めたアメリカ製造業の衰退をカバーすべく、アメリカは金融中心の経済構造へと突き進むこととなる。そして「市場原理主義・小さな政府」思想を「グローバルスタンダード」という化粧をほどこして世界中へ伝播し始めた。

そして日本では、1982年11月27日、中曽根康弘が首相に就任、後に「ロン-ヤス」といわれる緊密な関係を築づき、「規制緩和・民営化」を柱とした「市場原理主義・小さな政府」路線を突き進み始めた。国鉄分割民営化、NTT民営化（後に四分割）、そして、その極みが郵政民営化となった。

その後であるが、米国は製造業の復活を放棄し、世界中からお金をかき集め米国債に投資させるとともに、金融工学を駆使して不良債権を世界中にばら撒き、それが極限に達して、2008年10月、サブプライムローンの破綻を契機に、金融バブルが崩壊。今日の世界的金融危機が出現した。

株式市場は、経済の動向を先取りするとともに、経済社会の鏡でもある。その株価が二十六年前の水準まで下落したということは、その間にとられた政策、すなわち1982年頃から始まった「市場原理主義・小さな政府」路線が、世界的規模で破綻・失敗であったことの証左である。

翻って、戦後日本が驚異的な経済の復興を遂げ、世界一の債権大国になり得た（現在も）のは、日本企業の優秀な技術力、その基礎となる高い国民の教育レベル、組織内で課題に取り組む際のチームワークを生かした企業風土、そのため個々人が職場で孤立する危険性が少なく、「会社人間」という言葉が流行したのにも象徴されるような、会社に忠誠心の高い勤勉な社員層を形成することに成功したことなどが重要な要因であろう。

そして、それを支えたのは、多様な社員層、「年功序列・終身雇用」による身分の安定であり、これが社会全体で厚い中間層の形成を促し、社会の安定と経済を支えたと考えられる。

そのような日本企業の強みは、「グローバルスタンダード」というお題目にもとづく米国の世界戦略のもと、過度のリストラと成果主義の導入によってずたずたに引き裂かれ、静かに、しかし深く、企業組織を蝕み始めている。これがもっとも見えるかたちで現れはじめているのが、組織におけるメンタル不調者の激増であろう。

今後、「市場原理主義・小さな政府・極端な規制緩和路線」

の見直しが、ヨーロッパから始まる兆しが見える。企業が「株主優先」などという呪縛を離れ、社員が健康で、モチベーションが高まるよう、人事・人材育成・組織構成を見直すことが“メンタルヘルス”対策の基本である。

健康管理を強化しても
メンタル不調者は減らない

企業・公官庁など、メンタル不調者、うつの激増により、その対策として、組織内における健康管理施策、メンタルヘルス対策の強化が聲高に叫ばれるようになってきている。厚生労働省も“メンタルヘルス”に関する指針なるものを出し、企業・公官庁などに“メンタルヘルス”に取り組むよう促している。いわゆる「学会」においても、日本産業衛生学会などでは“メンタルヘルス”は主要テーマのひとつである。

にもかかわらず、メンタル不調者、うつに陥る人は、減少傾向を示すどころか、ますます増加しつつある。

企業・公官庁など、組織における“メンタルヘルス”対策は、大きく二つに分かれている。

一つは「不調者の早期発見とケア」。このため当然のことながら、健康管理施策の工夫と強化が計られている。本人自身の「気づき」と管理職の対処法など、“メンタルヘルス”に対する啓発と知識の普及は重要であるし、これらの取り組みは進みつつある。

もう一つは「発生要因の検討」。組織内の人間関係、仕事の量（過重労働を含む）、仕事の質ややりがい、などなど、さまざまな要因分析が盛んに行われている。関連学会の発表テーマや、シンポジウムにも多く見られる。

そして、さまざまな対処策が議論され提案される。これらを推進する主体は、企業や公官庁などの「健康管理部門」が担っている。学術領域も含め、医療・公衆衛生の領域が中心的活動を行っている。“メンタルヘルス”に対する社会的認知度の高まりもあり、企業や公官庁などにおける取り組みは、最近は格段に進んでいるといって過言でない。

その結果、「早期に発見されて、重症化せずに適切な治療に誘導できた」あるいは「休職者の職場復帰が以前に比べて円滑になされるようになった」などの成果が得られていることが推測される。

しかしながら、メンタル不調者、うつの発生者は増え続けている。

健康管理が強化されても、それはいわゆる対処療法の域を出ない。限界があるのである。また、発生要因の検討も、現象面をとらえることができるにしても、根本的原因がどこにあるのか、企業・公官庁などの組織で対応できる範疇ならよいが、それを超えたところにある問題に対しては無力である。

本稿の冒頭で考察したように、今日の“メンタルヘルス”の問題の本質には、現代の社会構造に起因した要素が大きい。そこに立ち返えらなければ、メンタル不調者は決して減らないのである。

メンタルヘルスに
経営・企画部門が参画せよ

社会構造上の問題が“メンタルヘルス”の根本的要因として底流にあるとしても、企業・公官庁などの組織として取り組むべき目前の課題は山積している。

本書のQ＆Aのケースからもうかがえるように、今日の企業社会において、メンタルストレスを引き起こす主要な要因に、「人材の配置・育成方法、組織構成」失敗の問題が横たわっている。これらの問題を企業組織全体が認識し、自らどのように改善すべきか、適切な情報収集と改善策の立案が緊急の課題である。

組織における“メンタルヘルス”の問題は、その組織の問題点・欠陥を象徴的に表している。いわば警告でもある。「メンタルヘルス対策は、医療・健康管理の分野である」との誤った認識のもとに、これを健康管理部門、あるいは、せいぜい人事部門に任せきりにして、企業全体の危機管理の一環であるとの認識が欠如したままだと、やがてその企業は活力を失うこととなる。

したがって、メンタルヘルスに経営・企画部門が積極的に参画することが極めた重要である。

また、健康管理部門は、“メンタルヘルス”を通じて、その組織の問題点を認識しうる能力と、情報フィードバック能力を身につける必要がある。

「教養力」の低下は
メンタルヘルス不調者の増加につながる

企業内のストレス要因のなかで特に顕著なものとして、若手から中堅社員に多い、「応用能力の不足」の問題がある。現場や支店勤務をしているときは、顕在化しないが、本社組織に抜擢されて移動してきた後、あるいは、企画部門のような、応用力と調整能力を必要とする部門に転入してきたとたんに、メンタル不調に陥る社員が目立つ。

現場や支店では、ある程度「仕事のやり方」すなわちマニュアルがあり、それに沿って真面目にやれば成果が得られるが、本社組織や企画調整部門となると、マニュアルがない場合が多い。一から自分で考えて仕事を進めなければならない事態に遭遇する。上司も、手とり足とり教えてはくれない。社員として成長していく過程でくぐり抜けねばならない大きな関門である。そして、ここで挫折しメンタル不調に陥るケースが非常に多い。その原因は何か？

ＩＴ技術を中心として技術進歩のテンポの速さ・グローバル化と、それに伴う競争の激化・効率性追求による、「職場における“人的ゆとり”の喪失」などの問題も大きいが、それだけでは説明がつかない要因が潜んでいると考えられる。それが、若手から中堅社員に目立つ「応用能力の不足」の問題である。

それは、高度経済成長後の「豊かな社会」に育ったがゆえの、「忍耐力・飢餓感の欠如」というような単純な図式の問題ではない。その根底を突き詰めると、教育制度改変の問題に行き着かざるを得ない。

1991〔平成3〕年の大学設置基準の改定を契機として国立大学の教養部がいっせいに廃止の方向に進んだ。それまでの教養部に問題がなかったわけではない。むしろ、さまざまな問題点を抱えていたし、自己改革の意識が高かったとは言い難い状況ではあった。しかしながら、それらの状況を割り引いても、やはり一般教養教育の重要性は何らかわることはない。

受験勉強での「答えのある世界」と異なり、専門分野をもった教官の講義は、時として最先端の話題であったり、いきなり「高度の理論展開」が行われたりして、受験教育とのギャップから、そのときは、さっぱり理解できないままに終わってしまうことも多々あった（後に非常に重要な基礎となる場合があるが）。また、理系・文系分野が混合しており、将来の専門分野には、何の役にも立たないと思われるような講義もとらざるをえないと誤認しがちな状況にあったため、学生の不満の種でもあった。

一見無駄と思われるような講義、いきなりの高度の理論的講義、しかし、それらを通じて、視野の広がり、自身で考えようという姿勢が醸成される基盤が形成されていたのである。その重要性が看過されていたことが重大な問題であった。

その後、専門教育が前倒しされるようになり、一般教養教育を受ける機会は縮小されていくようになる。また、義務教育では、いわゆる「ゆとり教育」が導入され、基礎学力が身につかないまま大学に入学してくるため、「わかりやすい講義」をしようという風潮が幅をきかすようになる。このような状況から、ますます「自身で考える力と姿勢」が失われることとなっていくのである。

基礎学力は、ある程度、無理やりにでも詰め込まないと身につかない。また、基礎学力なくして創造性は生まれない。絵画の世界を考えてみよう。基礎的デッサン力のない画家が、すぐれた「抽象画」など創造できないのと同じである。あのピカソも青年時代に優れた「具象画」を残していたことを見てもあきらかである。

こうした背景のもとに、視野が狭く、自身で考える力と姿勢が不十分なままに社会人となり組織に組み込まれた世代の人々が、企画的な仕事、応用力を要求されるような部署に配属されると、メンタル不調に陥る事例が急増しつつあるのが現状である。

カオス・複雑系理論の視座から見たメンタルヘルス

現代社会の“メンタルヘルス”の問題を総括的に眺めると、企業・公官庁・教育現場などさまざまな組織における構成・運営の仕方がいかにあるべきか、ということに行き当たる。構成員である人材が健全性を保ち、能力が生かされている組織は、当然のことながら、組織全体としても健全であり、生産性も高くなる。

従来は、経営学などの学問分野が、これらの問題のフィールドと考えられ、取り組みがおこなわれてきた。しかしながら、今日の企業組織などにおけるメンタルヘルス不調者の激増を目の当たりにすると、新たな理論的視点が必要であるといわざるを得ない。

一方、物理現象に内在するシステムの動的運動を数学的に分析する理論として「力学系理論」がある。近年、この理論の発展により、一見複雑で無秩序にみえるさまざまな現象のなかに、例えば気象現象を一つのシステムと考えると、そのなかに一定の法則が潜んでいて、その法則に沿って非常に複雑な現象が生み出されていることが解明されてきた。これを「決定論的カオス」現象とよぶ。

社会現象を考えると、企業などの組織も一つの動的システムとみなせるであろう（常に変化するという意味で）。それらは、日々複雑で一見無秩序な動きをしているようにみえるだろう。しかしながら、それらのシステムも、それらを構成する人々の人間関係、システム内外の社会的規範などに拘束されているのであるから、そこに一定の法則が潜んでいると考えられる。

では、どのようなシステムの状態が、より健全な状態なのであろうか。

力学系理論では、一つのシステムの状態は、そのシステムの状態を制御するパラメーターの変化によって変化する。パラメーターが変化しても、そのシステムの状態（力学構造）があまり変化しないとなれば、そのシステムは「構造安定なシステム」という。パラメータがどのように変化しようと、そのシステムがある一つの状態に収束してしまう状態をLIMIT CYCLEとよぶ。

このLIMIT CYCLE状態を社会現象にあてはめれば、例えば政治システムでは、ファシズム、企業システムではワンマン経営などが相当するであろうか。

バブル経済崩壊後、長く続いた不況に伴う「社会的閉塞感」から、国民のあいだには、なにかドラスティックな狂奔的な刺激に親和性を抱く土壌が形成されていった。そこに、マスコミ的劇場性を有するキャラクターの持ち主が政治の表舞台に登場するやいなや、マスコミはそれに飛びつき、政治経済システムにおいて極めて単純化された図式が定着されてしまい、それに異を唱える人々は「抵抗勢力」とされ、マスコミも同調した。これなども、社会経済システムが極めて柔軟性を欠く〈強構造安定〉な状態に陥ってしまった一つの例であろう。

逆に、パラメーターが変化するとそれにつれてシステムの構造がある程度変化するようなシステムは、〈構造不安定性〉をもつと考えられる。社会システムや生体システムにおいて、パラメーターを、システムを取り巻く外的・内的ストレスとみなすと、その変化に対して柔軟に適応し、発展性のあるシステム構造であるには、ある程度の〈構造不安定性〉をもっている必要がある。

また、ほんのわずかのパラメーターの変化によって構造が劇的に変化するようなシステムは、非常に〈構造不安定性〉が高いシステムである。社会現象においては、革命、戦争、企業の倒産などがアナローグされる。

生体システムに目を転ずると、生体のさまざまな時系列データ（ECG、EEG、脈波、視調節など）から《決定論的カオス》が抽出されてきた。生体は《カオス》に満ちているといえる。《カオス》領域では、システムはある程度〈構造不安定性〉を有している。生体においては、ストレスが増大すると、〈構造不安定性〉が減少し〈安定性〉が高まることが示されている。

すなわち、生体システムがある程度〈構造不安定性〉を保持するには、《カオス》とよばれる一定の秩序を内包した極めて複雑な状態にあることが適している、ということを示唆している。健康な生体システムでは、内的・外的ストレスに対して、カオス状態であることにより、そのシステムの構造をストレスに対して柔軟に対応する構造になっているのである。

この教示を企業システムにあてはめるなら、システムがある程度〈構造不安定性〉を有し、柔構造で発展性のあるものにデザインせねばならない。

それには、人の構成の多様性、人材育成・教育の多面性の確保、配置の融通性の保障など、多様性のあるシステムの構築が極めて重要であることを、《カオス複雑性理論》は示している。このような組織づくりこそが、メンタル不調者を減らす第一歩なのである。

参考文献
津田一郎『カオス的脳観——脳の新しいモデルをめざして』(サイエンス叢書) サイエンス社、1990年。
東谷暁『世界と日本経済30のデタラメ』(幻冬社新書) 幻冬社、2008年。
東谷暁『増補：民営化という虚妄』(ちくま文庫) 筑摩書房、2008年。
紺谷典子『平成経済20年史』(幻冬社新書) 幻冬社、2008年。
Takeo Sumida, Hiroaki Iwanaga, Takasi Tahara "Numerical Indication of Structural Stability in Dynamical Systems and Its Application to Clinical Study", International Journal of Bifurcation and Chaos, Vol. 17, No. 1 (2007) 283-291.
Takeo Sumida, Takasi Tahara, Hiroaki Iwanaga, Yoitchi Arimitu "Mental Conditions Reflected by the Chaos of Pulsation in Capillary Vessels", International Journal of Bifurcation and Chaos, Vol. 10, No. 9 (2000) 2245-2255.

付　録

職場のメンタルヘルスに関する法的な視点

北田　雅

私たち誰しもが経験的に感じているように、どのような職場においても、さまざまな力関係や人間関係が構築されており、そのなかに、ある一定の「見えないルール」が存在することが多いようです。しかしながら、それが定まった法律に則ったものであるかどうかは、必ずしも確かではありません。

実はきちんと定められていていることでも、意外に、その法律が知られていない、気づかれていないことも多いのではないでしょうか。そこで参考までに、仕事に関する法律を下記に列挙しておきましょう。また、法的知識が、職場のなかでの不利益な状況を回避するヒントになるように、具体的なケースもとりあげてみます。

それらが、私たちが職場で不当な扱いを受けないための自己防衛の一端となり、また、自分が知らずにとっている言動が法律に抵触しないかどうかの吟味に役立てば幸いです。

ただ、法律問題の実際は、大変複雑で、自力では対応できないことも多いと思われます。そのようなときには、速やかに信頼できる法律の専門家に相談されることが望まれましょう。

仕事に関する法律

［基本的人権と関連法律］

①a　**幸福追求権**（基本的人権：第13条）

関連法律：　プライバシー保護と個人データの国際流通についてのガイドラインに関する理事会勧告（経済協力開発機構（OECD）1980年採択）

簡易説明：　個人情報保護に関する国レベルでの制度化の契機。

①b　**幸福追求権**（基本的人権：第13条）

関連法律：　個人情報保護法（平成15年（2003）年）

簡易説明：　特定個人を識別可能な情報に関する利用目的の可能な限りの特定化、本人の同意を得ない個人データの第三者への提供の原則禁止等。

②　**法の下の平等**（基本的人権：第14条）

両性の平等（基本的人権：第24条）

関連法律：　労働基準法（昭和22（1947）年）

簡易説明：　労働基準法第3、4条による均等待遇及び男女同一賃金の原則の規定。

③　**国及び公共団体の賠償責任**（基本的人権：第17条）

関連法律：　国家賠償法（昭和22年（1947）年）

簡易説明：　公務員が、職務上故意又は過失により違法に他人に損害を加えた際、国又は公共団体が賠償する。

④　奴隷的拘束及び苦役からの自由（基本的人権：第18条）

関連法律：　労働基準法（昭和22（1947）年）

簡易説明：　労働基本法第5－6、16－18条において、前近代的拘束の排除を規定。

⑤　思想及び良心の自由（基本的人権：第19条）

関連法律：　教育基本法（昭和22（1947）年／平成18（2006）年全面改正）

簡易説明：　教育基本法は、男女平等教育、学校教育、社会教育、政治教育、宗教教育、教育を支える行政の役割についての基本的な姿勢。

⑥　居住・移転・職業選択の自由（基本的人権：第22条）

関連法律：　精神保健及び精神障害者福祉に関する法律（昭和25（1950）年）

簡易説明：　精神障害者の医療及び保護、社会復帰の促進及びその自立と社会経済活動参加促進のための援助

⑦　勤労の権利・義務、勤労条件の基準（基本的人権：第27条）

関連法律：　労働基準法（昭和22（1947）年）、労働安全衛生法（昭和47（1972）年）、「心理的負荷による精神障害等に係る業務上外の判断指針」（平成11（1999）年）

簡易説明：　企業の就業規則は、労働基準法第89条の規定に従って作成される。労働安全衛生法第66号によって「健康診断の実施義務」や「健康診断実施後の措置」を規定している。「心理的負荷による精神障害等に係る業務上外の判断指針」を示し、精神障害（精神障害による自殺を含む）の労災認定基準を緩和。

⑧　法定手続きの保証（基本的人権：第31条）

関連法律：　刑法（明治40（1907）年）・刑事訴訟法（昭和23（1890）年）

簡易説明：　告訴や告発がなされた場合、告訴人や告発人に対して結果

がどのようになったかを通知（刑事訴訟法第260条）、虚偽公文書作成等（刑法第156条）、業務上過失致死傷等（刑法第211号）により刑事責任を追求。

参考文献

津川律子・元永拓郎編『心の専門家が出会う法律』第2版、誠信書房、2007年。
出口治男監修『カウンセラーのための法律相談』新曜社、2009年。
日本産業精神保健学会編『職場におけるメンタルヘルス対策』労働調査会、2000年。
堀部政男「情報公開法・個人情報保護法の提唱と実現」『法律時報』75(11)2003

仕事と法とメンタルヘルス

ここで紹介する相談事例および回答は、「職場と法の問題」を誠実かつ親切に扱っている幾つかの優れたインターネットサイト（http://www.hou-nattoku.com/など）で相談として取り上げられたケースを土台として、本書の主旨に適うよう「メンタル面での相談」へと繋げながら、筆者が翻案のうえ大幅に加筆したものです。

Case 1

先日、上司から私個人宛の郵便物（金融会社からの封筒）を渡され、その場で、返済内容や貸入残高について質問されました。それは、開封しなければわからないような内容です。

私はいぶかしんで『そんな個人的なことを、どうして答えないといけないんですか？』と返したのですが、その上司は『これも指導のうちだ』と言います。

こんな「指導」が続くようなら、私はとうてい、この職場にいられません。私にできることは、ガマンするか、辞めるか、しかないのでしょうか？

個人宛ての封書（信書）の秘密は「通信の秘密」として保障されているようです（憲法21条2項）。また、「信書開封罪」というものもあるそうです（刑法133条）。もし上司が信書を開封したのなら、たとえそれが「指導のため」だったとしても、その指導が正しいかどうかは問題ではないでしょうか。

そのような法的なルールに守られていることを踏まえて、「たとえ部下に対する指導のためであっても、個人の私生活に一方的に踏み込むことは許されない」ということを、粘り強く主張していくことが望まれます。たとえば、社内報や組合便りなどに「ハラスメント特集」

の企画を提案して、啓発記事を書いてもらうことなどは如何でしょうか？　これまで習慣的に行ってきた行為が、あれもこれもハラスメントに相当するということを、上司たちに認識してもらうのが先決ではないかと思います。

会社を辞めるという選択肢は、最後の手段として残しておき、できるだけの努力をしてみようではありませんか。そのなかで、同じ悩みを持つ仲間との連携もできるかもしれません。

Case 2

会社で健康診断を受診しています（費用は会社負担です）。ある日、総務課のベテラン女性社員が、受診者全員の「診断結果」をコピーしているところに遭遇したのです。

わたしが恐る恐る『どうしてコピーされるのですか？』と聞いたところ、『会社が経費を負担しているんだから、経理上の資料としてコピーしてるの』と答えられました。

もしそれが必要でも、資料が「診断結果」である必要はないのではないでしょうか？　それに、わたしたち本人の承諾なしで、そんなことが許されるのでしょうか？　わたしは薄気味わるくて、この職場がいやになってきました。

もしそうしたことを、会社がさせたなら「個人情報保護法違反」が、ベテラン社員の判断でそうしたのなら「職権乱用」といった問題になるかもしれません。

そこでどうするかは、智恵の絞りどころですね。そのベテラン社員は、コピーするのが当然のことと思っているのでしょう。彼女にとっては、それは通常の職務のうちなのだと思います。「個人情報の保護」という概念は、つい最近、突然のように騒がれ始めたことで、日常的な文化としては、まだ根づいていないのでしょう。

ここはまず、「健康診断の結果は、個人情報である」ということを、啓発する必要がありそうです。社内の健康管理室や産業医などの専門家に相談して、そちらから会社に働きかけていただいては、如何でしょうか。

Case 3

現在、常勤のパートとして、一日8時間、週5日間、正社員と同じ仕事内容で働いています。

最近、妊娠していることがわかったので、出産後も仕事を続けたいことを上司に相談したところ、『パートは、産休の扱いはない。体調が悪いのなら、退職してもらっていいよ』と言われました。

パートでも産休をとれると聞いているのですが、法律ではとれても、実際の職場では、職場のルールに従うしかないのでしょうか？　残念ですけれど、最初からそのルールを聞いていなかった自分が悪い、そう思ってあきらめるしかないのでしょうか？

「賃金、就労時間、休息その他の勤労条件に関する基準は、法律でこれを定める」(憲法27条第2項)、「産前においては原則として6週間、産後は8週間、正社員、パートの別にかかわらず、産休を取得できる」(労働基準法第65条) となっているようです。また、それ以上の休暇については、就業規則に従うか、会社との話し合いになるそうです。そしてなにより、産後の職場復帰についても、会社にはそれを受け入れる義務があるとされています。

こうしたときに頼りになるのは、企業を指導する立場の行政機関と、法律の専門家ではないでしょうか。たとえ会社に独自のルールがあっても、それが法律と矛盾するものであれば、ルールのほうを修正するように指導がなされるかもしれません。まず、「どこへ相談にいくのが効果的か」という情報を集めましょう。諦める前に、やってみるべきことは、沢山あると思います。

Case 4

職場でパワーハラスメントを受けました。上司の口をついて出る、私の人格を否定するような数々の暴言や、理不尽な処遇などに苦しんだ挙句、私はうつ病になり、出勤できなくなってしまいました。訴えることはできますか？

パワーハラスメント被害は、その被害内容によっては、刑事上では名誉毀損罪（刑法第230条）・侮辱罪（刑法第231条）・暴行罪（刑法第204条）・傷害罪（刑法第204条）などで、行為者に対する刑事処罰を求め、民事上では、不法行為に基づく損害賠償請求（民法第709条）をすることができるようです。

そうではあるのですが、パワーハラスメントが成立するかどうかの判断基準は、「一定の社会環境内における上下関係があること」「この上下関係を背景とした本来の業務範囲を超えた権力行使があること」「この権力行使が継続的に行われ、人権を日常的に違法に侵害されること」「その結果、精神的・肉体的損害を被り、あるいは雇用環境に不安が生じること」の四つの要件を全て同時に満たしているか、で判断されるそうです。

ということは、成立するかどうかについては、被害者の立場からすると非常に厳しく、残念ながら、パワーハラスメント被害に遭っているからといって、必ずこれら刑事上・民事上の責任追及が認められるわけではないのが現状のようです。

だからといって、誰もが泣き寝入りしていると、現状は変わりようがありません。ここで、覚悟を決めて自分のために立ち上がるか、それとも諦めて泣き寝入りするかで、あなたの今後の生き方が大きく変わってくると思われます。

たとえ正義のための戦いであっても、戦いとは孤独で辛いものです。信頼できると思っていた人から裏切られることもあるかもしれません。必ず勝利できるとも限りません。もし、踏み出すのであれば、まず、事実経過を証明できるものを集められるだけ集めましょう。それが第一歩です。自分の日記、メモ、メールのコピーなど、小さな紙切れが積み重なって、事実経過を示してくれることもあるのです。そして、支援してくれる組織や専門家を探しましょう。

ハラスメント被害にあっている方は、とにかく、事実を証明する手がかりを残すことを、決して忘れないで頂きたいと思います。戦う決意は出来なくても、資料集めだけは怠りないように心がけてください。

あとがき

「縁《えにし》の糸」という言葉があります。本書を著した《KOK産業メンタルヘルス研究会》の五人のつながりは、“何本かの細い「縁の糸」が、思いがけないところでいくつかの小さな結び目をつくり、ちょっとユニークな五角形になった”とでも表現するしかないものでした。ふつうは、「おもしろい偶然ですね」という世間話でおしまいになるところですが、この五人には、“職場のメンタルヘルス”に対する関心という共通項があったのです。

これを、単なる偶然の一致と呼べばよいのか、それこそ「コンステレーション（意味ある偶然の一致）」と呼ぶべきかは、ひとえに本書が読者の皆様にどのように受け入れられるかに懸かっていると思われます。

五人のメンバーのうち筆者を含む三人は、臨床心理士（心理カウンセラー）として、医療現場や教育現場および産業現場でカウンセリングの仕事に従事し、その体験にもとづく考察や提言を、著書や論文の形で世に問うてきました。とくに、子どもたちが一日の大半を過ごす「舞台」としての学校でのイジメ、友達関係、不登校などのテーマは、私たちにとって重要な課題であり続けてきました。

そして、このたび初めて、オトナにとっての「舞台」である職場の諸問題に、取り組むことになりました。子どもからオトナへと対象を広げることになったのは、私たち自身の加齢による成熟に加えて、心理臨床の業界そのものの成熟が、背景にあったといえましょう。

子どもにとっての「舞台」にも、オトナにとっての「舞台」にも、そして、大切な「楽屋」としての家庭にも、つきつめていくと同種の課題があることが浮き彫りにされてきました。それは、人間は一人では生きられないけれど、人が集まって集団ができると、必ずこすれあいが起こりストレスが発生するという、あたりまえの現実を直視することに他なりませんでした。

現代社会に生きる私たちは、家庭はもとより、学校と職場を避けて通ることはできません。本来、生きがいも充実感も、そこから得られるはずです。ところが、そこにあまりにも多くの心身を消耗させるストレスが存在していることこそ、現代社会のかかえるひずみであり、さらにいえば、人間性の根源にかかわる問いであると考えられます。

私たちの仕事は、眼の前の一人ひとりの“こころ”を支えることです。その仕事に専念すればするほど、必然的に個人が身を置く社会のありかたにも目を向けざるを得なくなります。

私たち五人は、それぞれの専門性に立脚して、ミクロの視座とマクロの視座を行きつ戻りつしながら、経験に基づく思いを述べあい、少しずつ考察を紡いでいくことになりました。山紫水明の地に集い、窓の外に四季の移ろいを感じながら、それは、たいへん密度の濃い充実した時間であったといえましょう。

******　　　******　　　******

本書が、このような形を成すことができたのは、私たちのミーティングにも同席し、常に励まし続けてくださった編集者・津田敏之氏のおかげであるといえます。末尾ながら、津田氏の伴走に心よりお礼申し上げます。

細い「縁の糸」から生まれた小さな「五角形」に、さらに結び目が加わり、志を共有する仲間たちの連携の場へと発展していくことを祈りつつ、ペンを置くことにいたします。

2009年8月

執筆者五人を代表して
菅 佐和子

執筆者紹介 （KOK産業メンタルヘルス研究会）

菅 佐和子 （すが・さわこ）

1949年生まれ。京都大学大学院教育学研究科博士課程単位取得満期退学。現在、京都大学大学院医学研究科人間健康科学系専攻 教授。臨床心理士、教育学博士。専門領域は、女性のライフサイクル、不登校、職場のメンタルヘルス、職種間連携など。

相澤 直樹 （あいざわ・なおき）

1971年生まれ。大阪大学大学院人間科学研究科博士後期課程中退。現在、神戸大学大学院人間発達環境学研究科講師。臨床心理士。専門領域は、臨床心理検査（投影法）。

播磨 俊子 （はりま・としこ）

1946年生まれ。京都大学大学院教育学研究科博士課程単位取得満期退学。現在、神戸大学大学院人間発達環境学研究科 教授。臨床心理士。専門領域は、女性の精神発達と母性、元ハンセン病患者の心理に関する研究など。

北田 雅 （きただ・みやび）

1967年生まれ。京都大学大学院経済学研究科修士課程修了。京都大学医学部附属病院総合臨床教育・研修センター教務職員（教官）を経て、東北大学大学院経済学研究科特任准教授。専門領域は、医学教育（メンタルヘルス）、医療経済学など。

住田 竹男 （すみだ・たけお）

1949年生まれ。京都大学大学院工学研究科修士課程修了。大阪大学医学部医学科卒業、医師。 現在、某大手企業のメンタルヘルス統括に携わる。専門領域は、力学系理論・老年医学・産業精神医学など。

新曜社

職場《しょくば》のメンタルヘルス相談室《そうだんしつ》
心のケアをささえる実践的Q＆A

初版第1刷発行　2009年9月16日 ©

著　者　菅佐和子・相澤直樹
　　　　播磨俊子・北田雅・住田竹男

発行者　塩浦暲

発行所　株式会社 新曜社
〒101-0051 東京都千代田区神田神保町2-10
電話 (03) 3264-4973 (代)・FAX (03) 3239-2958
e-mail　info@shin-yo-sha.co.jp
URL　http://www.shin-yo-sha.co.jp/

印刷・製本　株式会社 太洋社　　Printed in Japan

ISBN 978-4-7885-1179-8　C1011

新曜社“こころの現場から”好評ラインナップ

カウンセラー
のための法律相談
心理援助をささえる実践的Q&A
出口治男 監修　A5判208頁／2200円＋税

子どもの福祉とこころ
児童養護施設における心理援助
村瀬嘉代子 監修　A5判232頁 1900円＋税

家族の変容とこころ
ライフサイクルに添った心理的援助
村瀬嘉代子 監修　A5判208頁 2000円＋税

子どもが育つ心理援助
教育現場におけるこころのケア
岡田康伸 監修　A5判232頁 1900円＋税

レクチャー
精神科診断学
サイコロジストのための「見立て」の基礎
京都府臨床心理士会 編　A5判296頁／2800円＋税

http://www.shin-yo-sha.co.jp